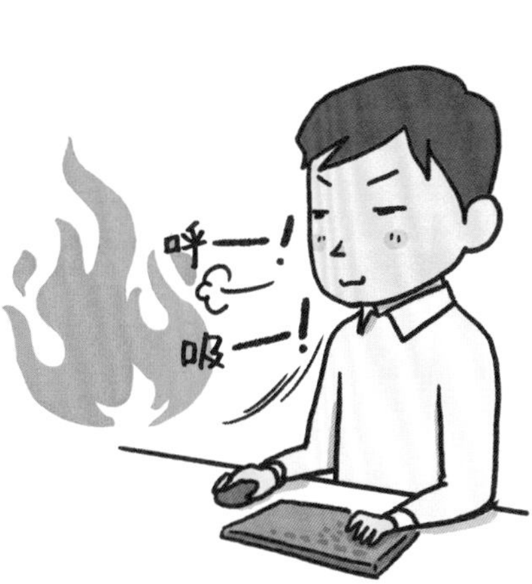

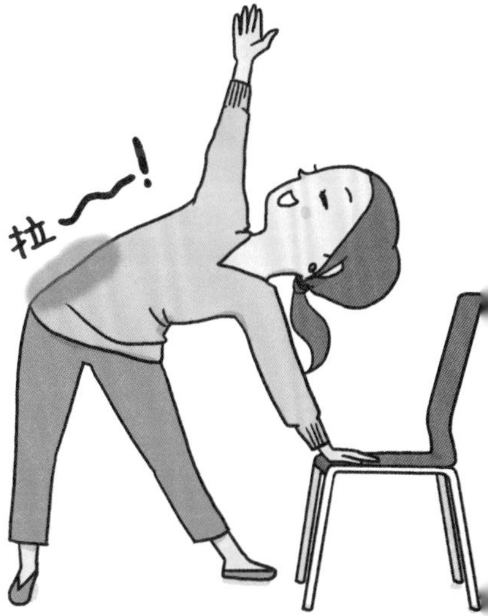

隨時隨地
瞬間
消除疲勞！

上班族
1分鐘放鬆瑜伽

京乃ともみ／著
徐瑜芳／譯

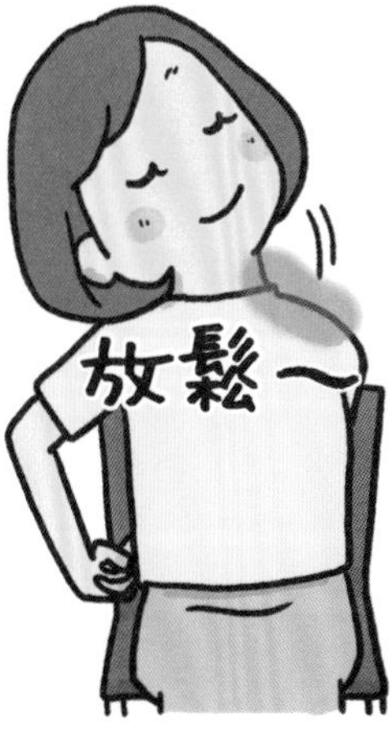

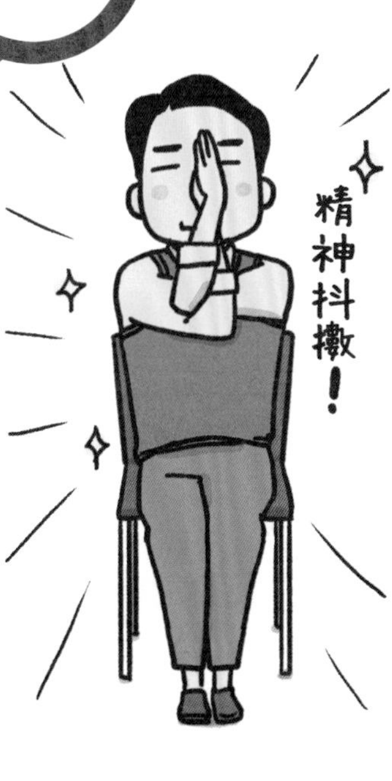

辦公室裡就能輕鬆做瑜伽，
眾多企業都給予熱烈好評！

什麼是1分鐘放鬆瑜伽？

「1分鐘放鬆瑜伽」指的是利用工作空檔，在辦公室就能輕鬆進行的瑜伽運動。對於舒緩肩頸僵硬、腰痛等身體不適，或是想調整心理狀態，像是提升專注力、減緩焦躁感時都十分有效！男女老少都適用這點也是它的魅力之一。為了促進健康，各種企業也開始引進這種在辦公室就能做的瑜伽。

不用瑜伽墊，
穿著西裝就能做！
在工作空檔做瑜伽
可以預防身心疾病哦！

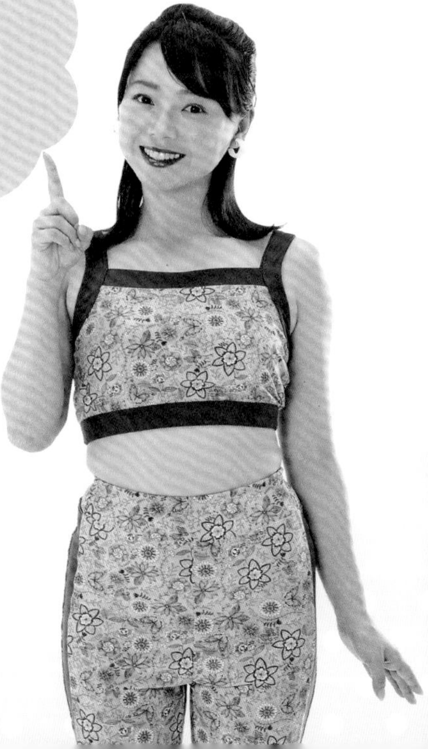

瑜伽講師 京乃ともみ

取得全美瑜伽聯盟（Yoga Alliance）RYT200瑜伽師資認證，是知名企業爭相邀請的人氣瑜伽講師，以上班族為目標族群，推動行動瑜伽教室。此外，也有針對孕婦、銀髮族、運動員、模特兒等各種族群的專門課程。被學員暱稱為Momi老師。

上班族的體驗心得！

做瑜伽

讓身體和心靈都輕鬆起來！

我們對上過Momi老師行動瑜伽課程的上班族們做了問卷調查，並且選出其中幾則評論和各位分享，內容提到了開始做瑜伽後，實際感受到身體不適的改善效果及心理狀態的變化！

利用文書作業空檔做瑜伽後，背部及肩頸的僵硬舒緩許多！
很喜歡上半身鷹式及伸展腰部的動作。

Natsumi小姐（30幾歲・女性・企劃）

長時間的電腦作業讓頭部及肩頸感到緊繃時，就會做瑜伽放鬆一下。**感到焦躁時藉由深呼吸可以舒緩憤怒的心情**。

Chiho小姐（40幾歲・女性・事務）

開始注意軀幹之後姿勢**獲得了改善，腰痛也因此痊癒了**。

西村先生（60幾歲・男性・業務）

上完瑜伽課當天的**睡眠品質都很好**。

瑜伽老爹先生（50幾歲・男性・事務）

以前覺得「男人就應該練肌肉」，但是開始做瑜伽之後**我的思考方式變得更靈活了**。

瑜伽大叔先生（30幾歲・男性・研發）

做瑜伽可以消除一天的疲勞。**我原本的身高是162.5cm，後來發現竟然變成164cm**！應該是因為姿勢變正確了。

Y・K小姐（40幾歲・女性・行銷）

工作空檔會在化妝室和同事互相討論學過的動作。僵硬的身體變得很輕盈，**而且放鬆後表情也變得更柔和了**。

M小姐（女性・美術館管理職）

開始做瑜伽後可以輕鬆調適心情，思緒也更加專注！感到焦慮不安的時候只要閉上眼睛，進行深呼吸，心情就會平靜下來。

Kaoru小姐（40幾歲・女性・事務）

Contents

Part 2 舒緩肌肉僵硬的瑜伽

Part 1 工作空檔做瑜伽的功效

Part 3 消除疲勞的瑜伽

Part 4 讓工作順利進行的瑜伽

Part 5 擊退小病痛的瑜伽

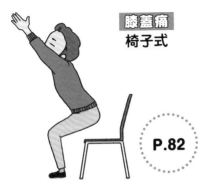

膝蓋痛
椅子式
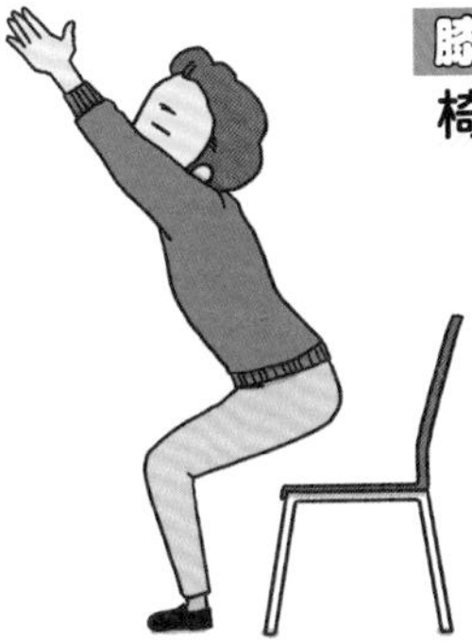
P.82

頭痛
頸部放鬆的動作
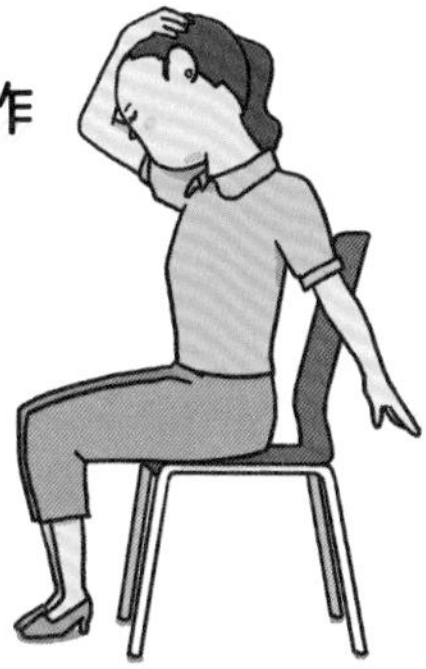
P.78

腸胃疲勞
合掌轉身的動作
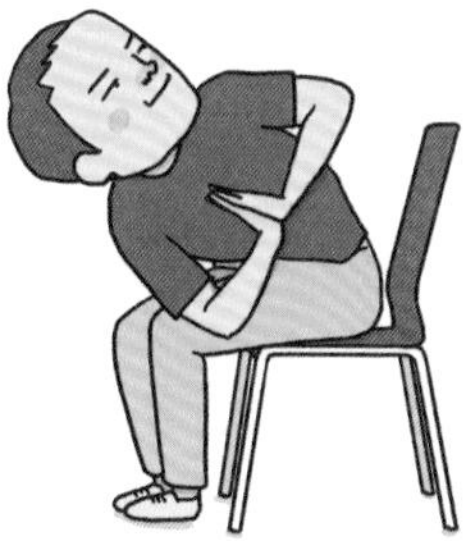
P.90

便祕
壓出的動作
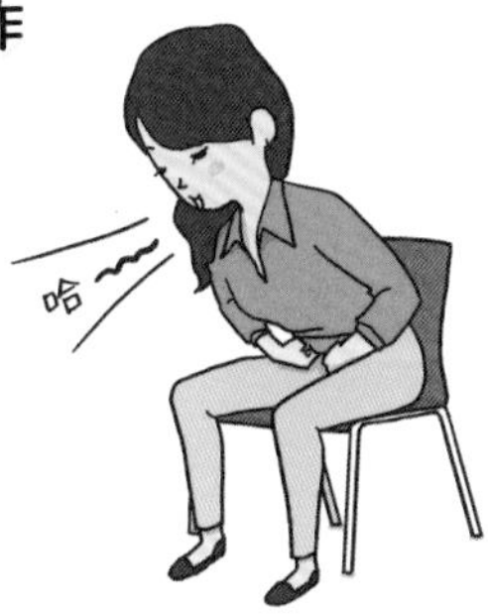

P.86

生理痛
伸展腰部的動作
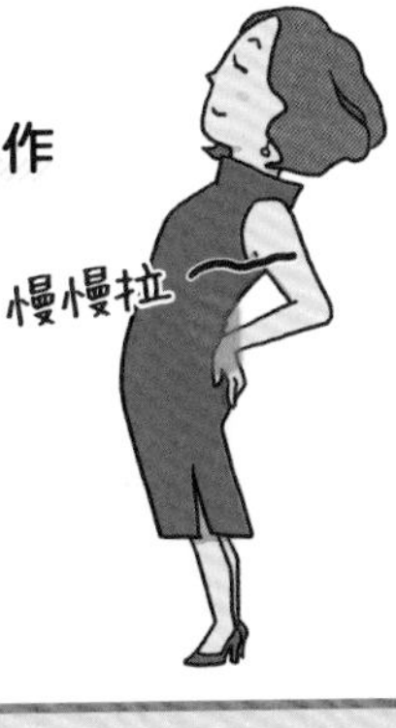

P.94

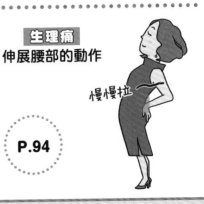

日文版STAFF
封面・內文設計　TOKYO 100MILLIBAR STUDIO
插圖・漫畫　ヒラマツオ
攝影　齊藤秀明
編輯・採訪　掛川ゆり
校正　麥秋ART CENTER
DTP　NOBODY KNOWS

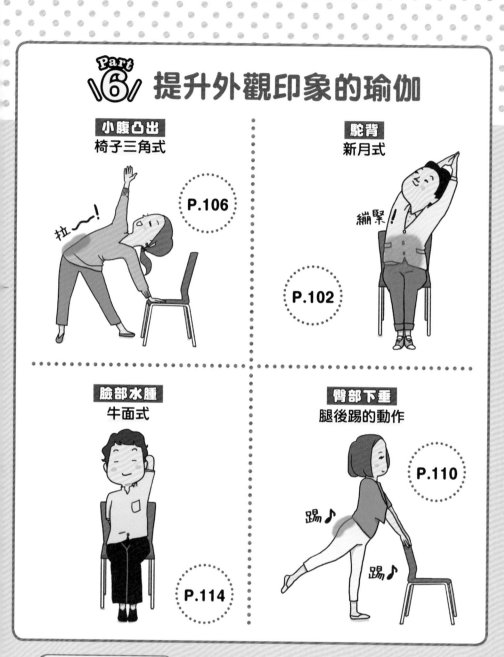

Part 6 提升外觀印象的瑜伽

小腹凸出

椅子三角式

P.106

駝背

新月式

P.102

臉部水腫

牛面式

P.114

臀部下垂

腿後踢的動作

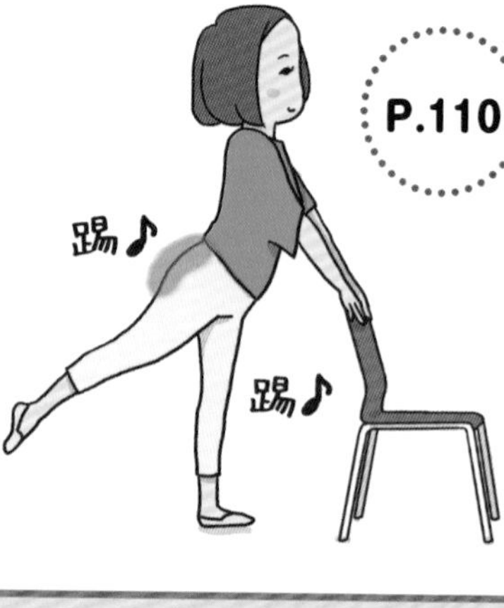

P.110

Momi's message

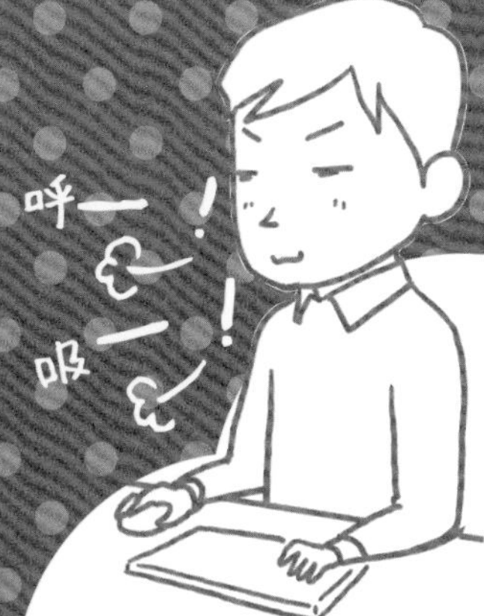

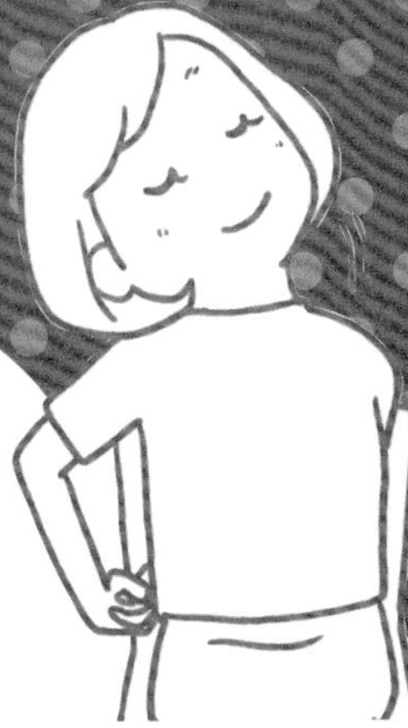

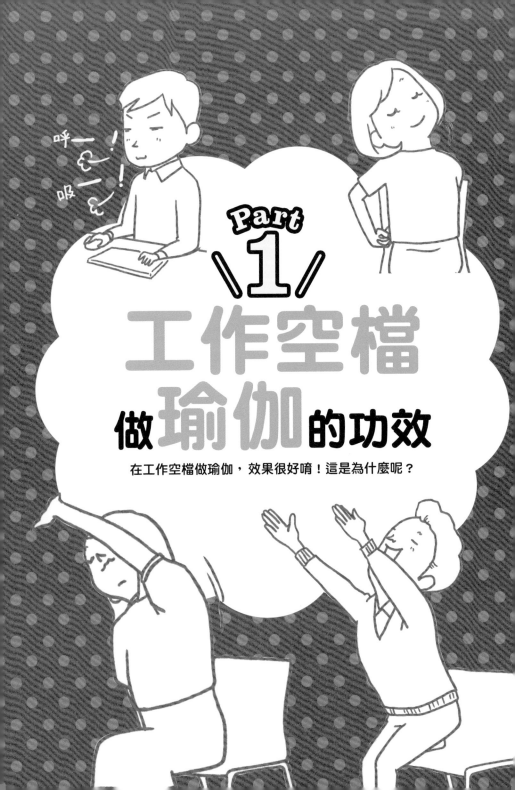

Part 1

工作空檔做瑜伽的功效

在工作空檔做瑜伽，效果很好唷！這是為什麼呢？

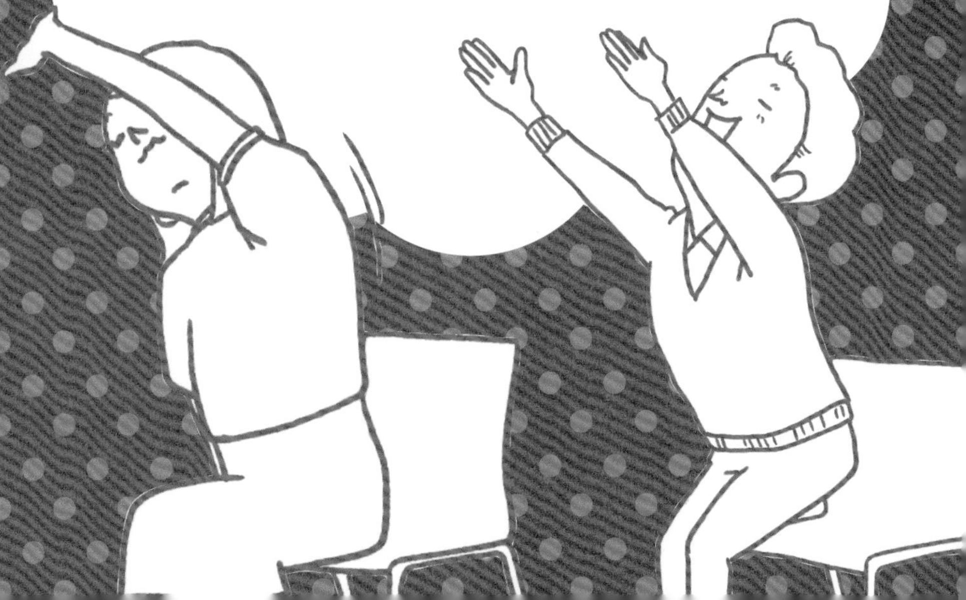

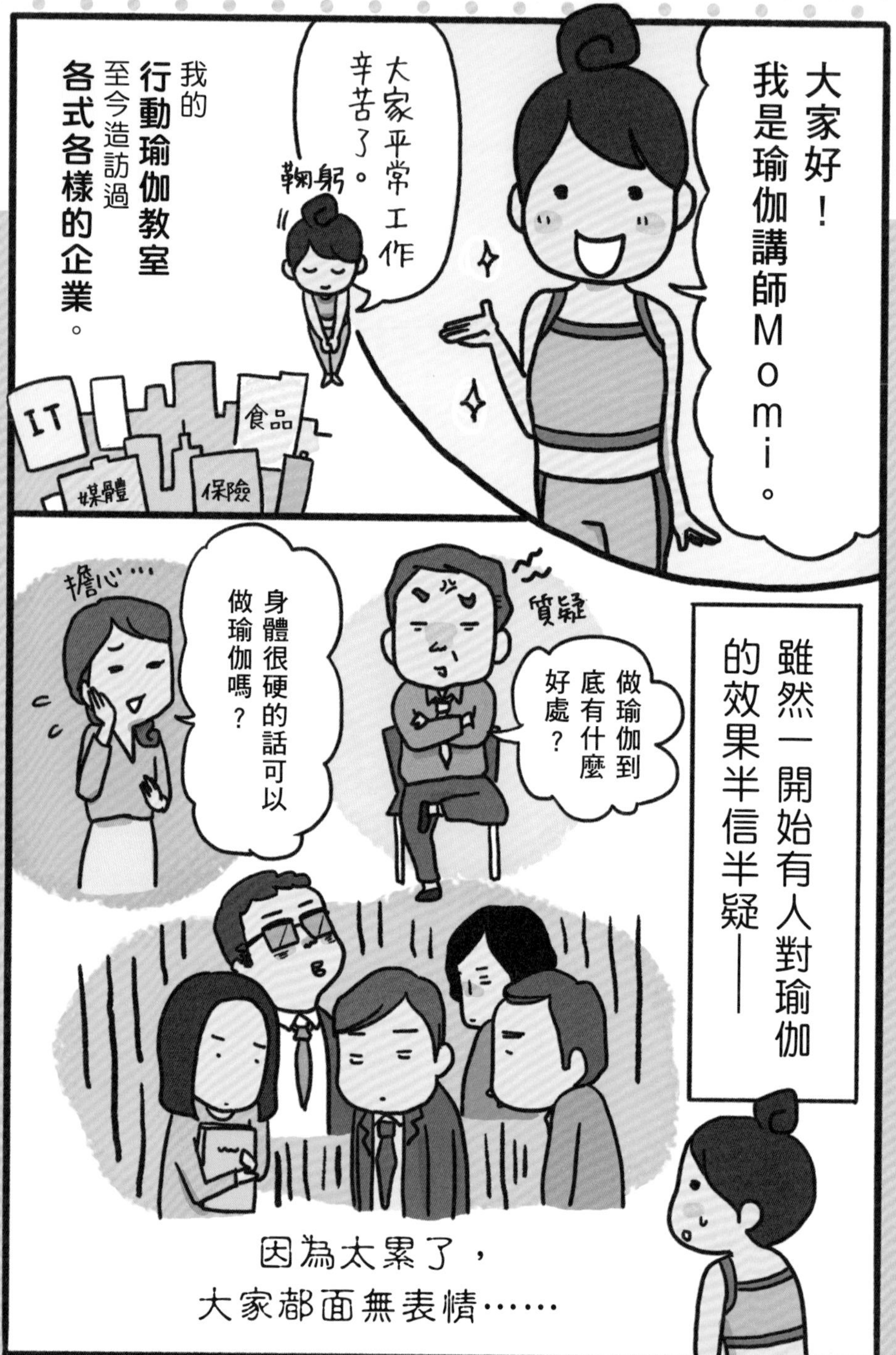
大家好！我是瑜伽講師Momi。
大家平常工作辛苦了。
鞠躬
我的行動瑜伽教室至今造訪過各式各樣的企業。
IT
食品
媒體
保險
雖然一開始有人對瑜伽的效果半信半疑——
質疑
做瑜伽到底有什麼好處？
擔心…
身體很硬的話可以做瑜伽嗎？
因為太累了，大家都面無表情……

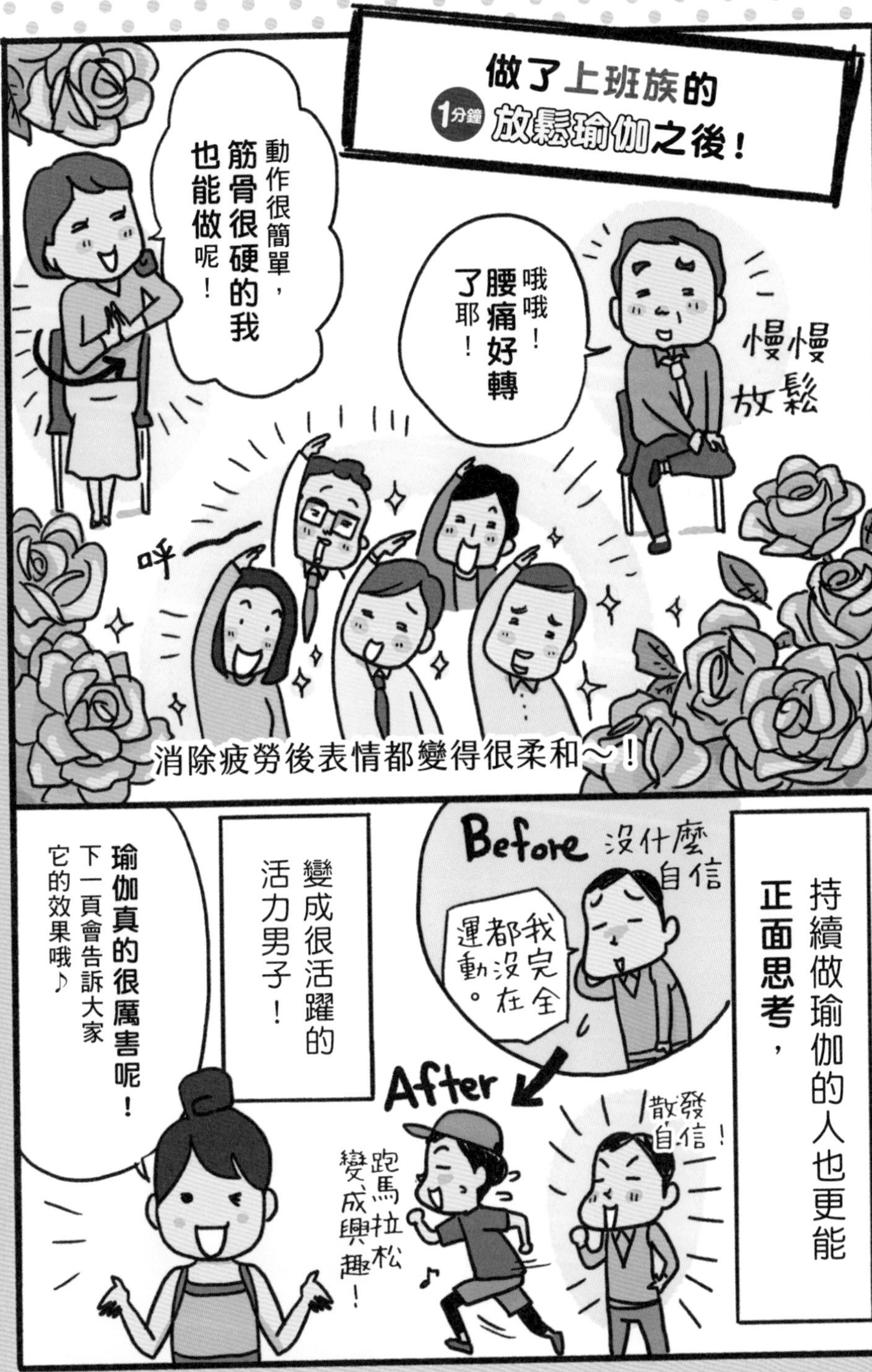
做了上班族的
1分鐘放鬆瑜伽之後！
動作很簡單，筋骨很硬的我也能做呢！
哦哦！腰痛好轉了耶！
慢慢放鬆
呼
消除疲勞後表情都變得很柔和～！
持續做瑜伽的人也更能正面思考，
Before 沒什麼自信
我完全都沒在運動。
After
散發自信！
跑馬拉松變成興趣！
變成很活躍的活力男子！
瑜伽真的很厲害呢！
下一頁會告訴大家它的效果哦♪

1分鐘放鬆瑜伽的效果①

能夠輕鬆消除工作中常有的不適感！

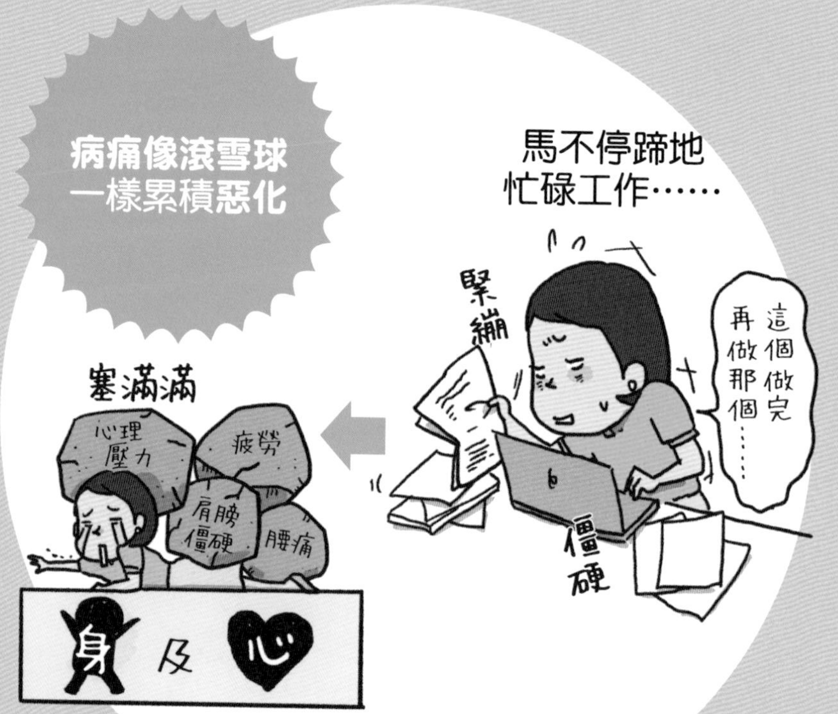
病痛像滾雪球
一樣累積惡化
馬不停蹄地
忙碌工作……
緊繃
這個做完
再做那個……
僵硬
塞滿滿
心理壓力
疲勞
肩膀僵硬
腰痛
身
及
心

肩膀緊繃僵硬，身體沉重，感覺心裡很焦躁……像這樣持續不間斷地工作而忽略了自己的身體狀況，身體和心理都會失去平衡。病痛累積得愈多就愈難解決，所以必須在情況惡化之前，利用工作空檔一點一點地消除。「1分鐘放鬆瑜伽」雖說是瑜伽，卻可以輕鬆地坐在公司的桌子前，或是站起來要去洗手間的時候做。透過放鬆關節和肌肉，讓血液循環變得更順暢，就能順利排出疲勞物質，舒緩身體僵硬的情況。接著，將短促的呼吸加深放慢，調整自律神經，也能達到紓壓的效果。解決身體不適的問題以後，工作起來就會更加地行雲流水。

用1分鐘放鬆瑜伽消除病痛的原理

身心平靜就能回復到**健康的狀態**！

工作空檔的1分鐘！試著注意呼吸和動作

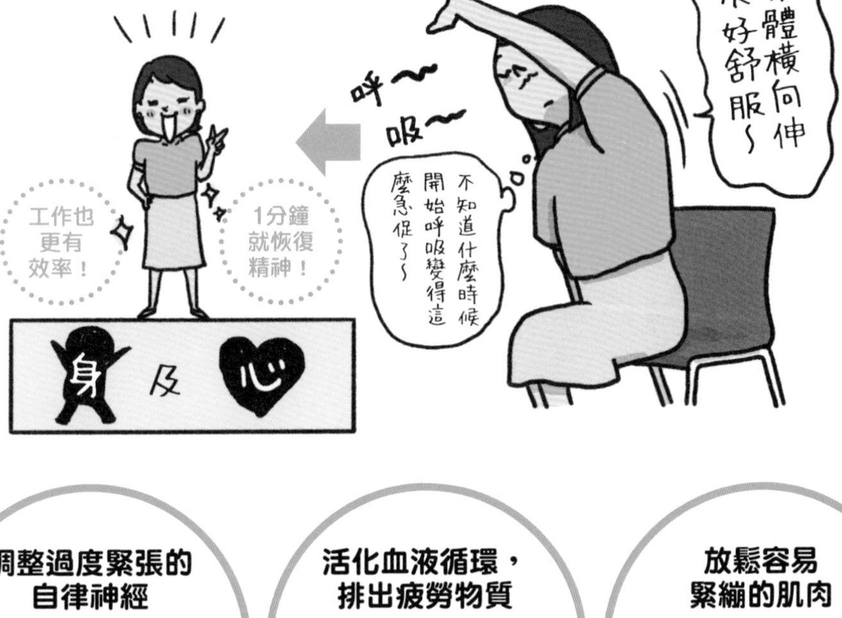

身體橫向伸展好舒服～
呼～
吸～
不知道什麼時候開始呼吸變得這麼急促了～
工作也更有效率！
1分鐘就恢復精神！
身
及
心

調整過度緊張的自律神經

紓解壓力，安定心神！

活化血液循環，排出疲勞物質

因為疲勞而感到沉重的身體變輕盈了！

放鬆容易緊繃的肌肉

舒緩工作久坐的肩膀僵硬・腰痛！

1分鐘放鬆瑜伽的效果②

使用瑜伽的呼吸法切換身心的ON・OFF狀態！

自律神經及呼吸

交感神經
副交感神經
ON
集中精神！
OFF
悠閒放鬆
呼吸
短淺・急促
呼吸
深長・緩慢
利用瑜伽技巧控制呼吸，就能自在切換身心的ON・OFF狀態！

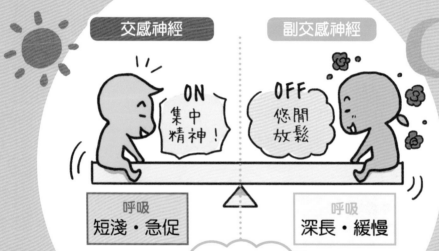

自律神經包含「交感神經」（專注模式）及「副交感神經」（放鬆模式），兩者像翹翹板一樣維持身體的平衡，負責調節內臟、血管等等的功能。持續工作而不斷累積壓力的話，會過度傾向交感神經導致血液循環惡化，呼吸會因此變得急促，心情也容易變得焦躁。相反地，在工作中過度傾向副交感神經的話，會有想睡覺、注意力低落的情況。自律神經是在無意識的狀況下作用的，但是可以透過呼吸有意識地進行控制。無論是專注模式或放鬆模式，都可以使用瑜伽的呼吸法自由控制，依目的分別使用的話，就能夠隨時切換ON・OFF的狀態。

有助於工作的各種呼吸法

身體僵硬、緊張，想放鬆的時候 嘆氣的呼吸

從口中深深吐氣

活化副交感神經作用，進入放鬆模式！

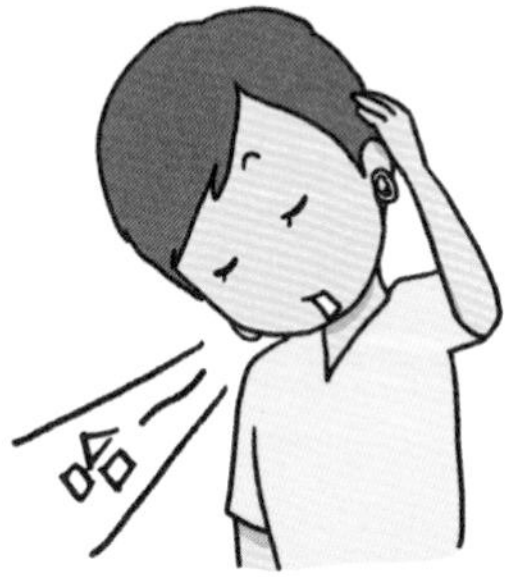

做法請見

- 頸部僵硬…P.29
- 駕駛疲勞的背部・腰部僵硬…P.37
- 便祕…P.87

想睡覺，沒有動力的時候 生火的呼吸

用鼻子快節奏地呼吸

活化交感神經作用，進入專注模式！

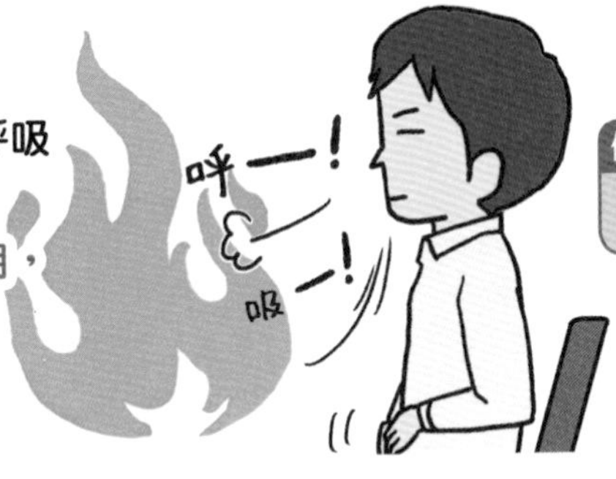

做法請見

- P.55

因工作感到焦躁的時候 日與月的呼吸

輪流用單側鼻孔慢慢地呼吸

調節自律神經的平衡，穩定心神

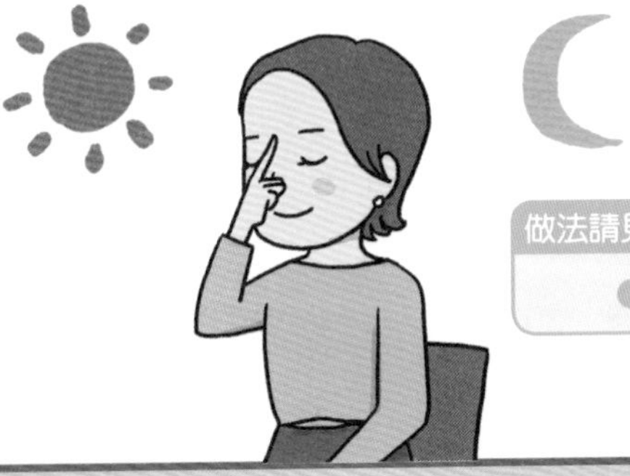

做法請見

- P.61

1分鐘放鬆瑜伽的效果③

提升軀幹力量後比較不容易累，姿勢也變得更帥氣！

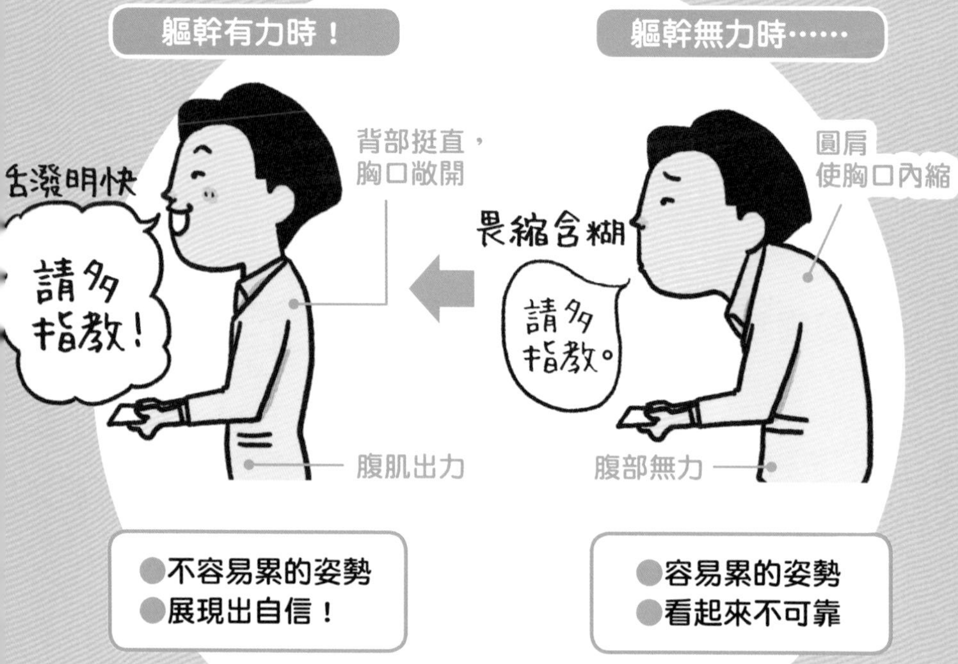
軀幹有力時！
軀幹無力時……
背部挺直，胸口敞開
舌潑明快
請多指教！
腹肌出力
圓肩使胸口內縮
畏縮含糊
請多指教。
腹部無力
●不容易累的姿勢
●展現出自信！
●容易累的姿勢
●看起來不可靠

看到駝背的人會不會有「他看起來好像很累」、「感覺不太可靠」的印象呢？在商務場合，姿勢占了第一印象中很大的比例。肩膀向前的圓肩姿勢會使胸口向內縮，呼吸容易變得急促短淺，與別人對話時也無法明快又聲音響亮地說話。和重要的人士會面前、簡報之前等重要時刻，就是「1分鐘放鬆瑜伽」派上用場的時候了。一邊深呼吸，一邊做動作，讓軀幹的肌肉出力，就能改善駝背、圓肩等不良姿勢。若是在日常生活中也學會使用軀幹的肌肉，肩膀、背部及腰部就不需要花費多餘的力氣，如此一來，就能達到不易感到疲勞的效果。展現出自信的氣場，自然就能給人積極上進的好印象。

利用瑜伽 提升軀幹力量的訣竅

❶ 用鼻子慢慢呼吸，一邊深呼吸一邊使用深層肌肉。

基本上都用鼻子呼吸，呼吸盡量不要中斷（鼻塞的話用嘴巴呼吸也OK）。維持姿勢的時候深呼吸，會使用到腹橫肌等軀幹的深層肌肉。

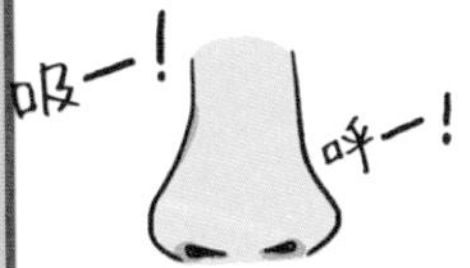

❷ 以脊椎為身體軸線，肚臍為中心，保持平衡。

上半身彎曲、旋轉時也要時常注意身體的軸線（脊椎）及中心（肚臍）。接著，掌握到朝上下左右4個方向出力的感覺後，會比較容易保持平衡，讓腹部、背部等軀幹的肌肉確實地動起來。

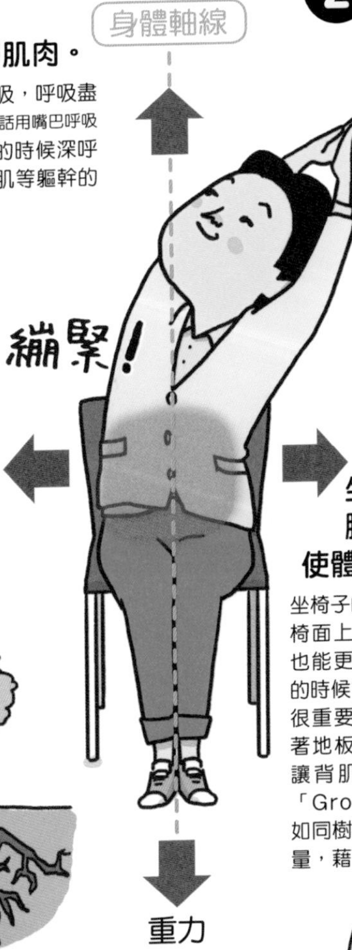

❸ 坐骨貼著椅面，腳底貼著地面，使體重左右均等分布。

坐椅子的時候將左右坐骨平均地放在椅面上，如此一來就能端正骨盆，也能更容易使用腹肌。還有，站著的時候讓左右腳底承受一樣的體重也很重要。將坐骨貼著椅面，腳底貼著地板，上半身會比較容易挺直，讓背肌伸展開來。這個動作叫做「Grounding（扎根）」，想像自己如同樹木一般在大地中扎根，獲取能量，藉以達到身心靈平靜的狀態。

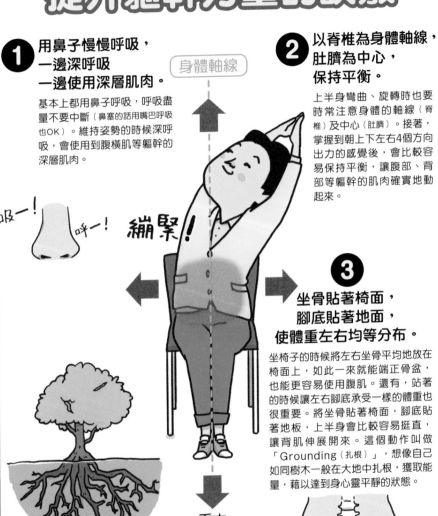

想像
在大地扎根！

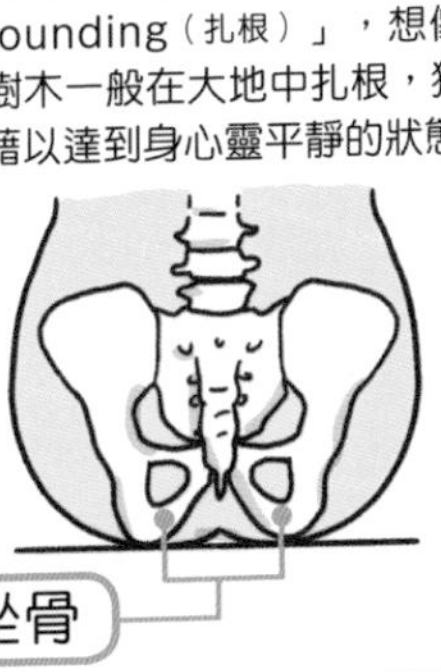

坐骨

1分鐘放鬆瑜伽的效果④

比起激烈運動，讓減肥更加輕鬆持久！

1分鐘放鬆瑜伽利用空檔就能做，對關節也**不會造成多餘的負擔！**

高強度的運動全部都在休假時一起做的話……

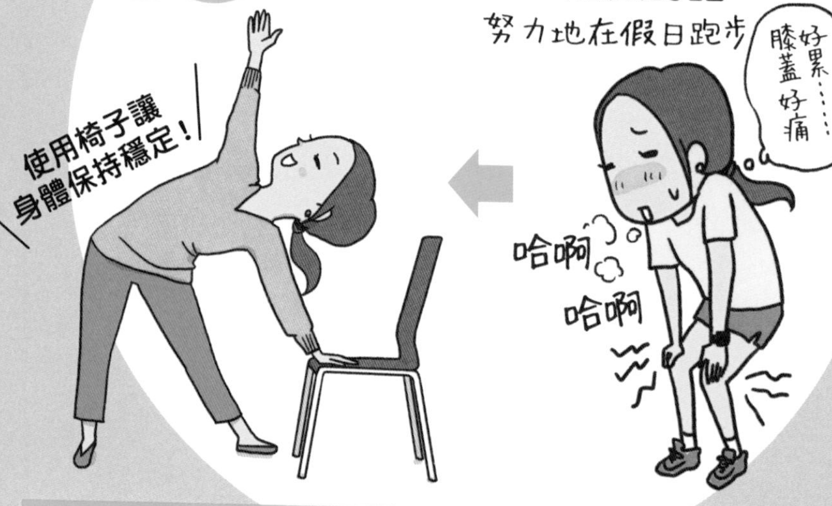

努力地在假日跑步
好累……膝蓋好痛
哈啊
哈啊
使用椅子讓身體保持穩定！

優點

做完動作會覺得很舒服
➡ **可以每天持續下去！**

不需換衣服，沒瑜伽墊也OK
➡ **利用零碎時間就能做！**

使用椅子，身體更穩定
➡ **方便活動肌肉！**

為了解決平日運動不足的問題，而在假日大量運動，可能會累積疲勞，甚至也有導致膝蓋等關節疼痛的風險。如果是做利用零碎時間的「1分鐘放鬆瑜伽」的話就不需要擔心了！例如，一天做3個動作，連續做五天，就做了15分鐘的運動。做完動作後會覺得很舒服，大腦也會覺得「希望每天都能持續下去」。

利用1分鐘放鬆瑜伽提升3種纖瘦力！

❶ 脂肪燃燒力UP

藉由深呼吸
充分吸收氧氣後……

脂肪燃燒更有效率！

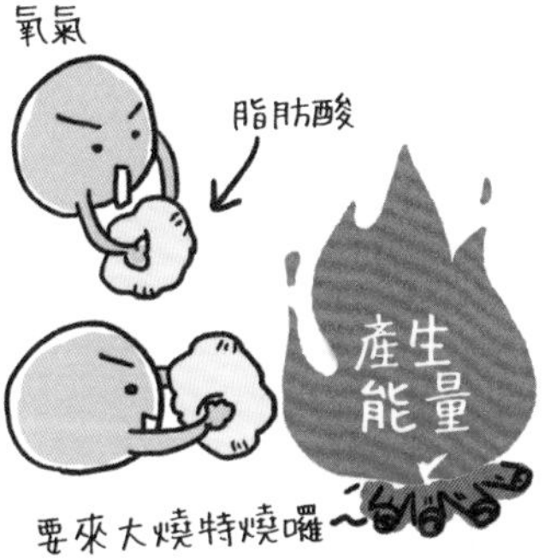

氧氣
脂肪酸
產生能量
要來大燒特燒囉～

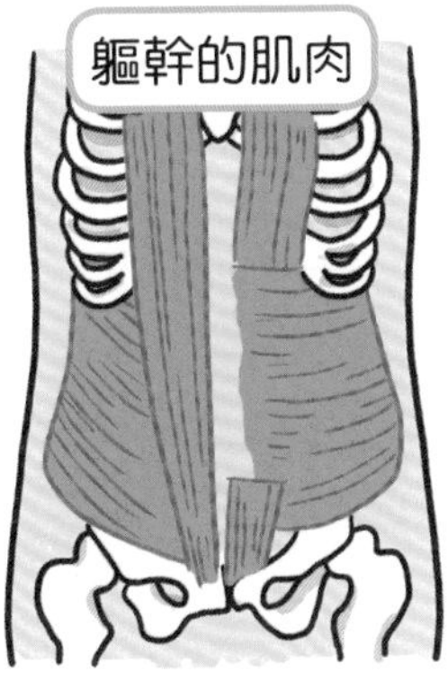

軀幹的肌肉

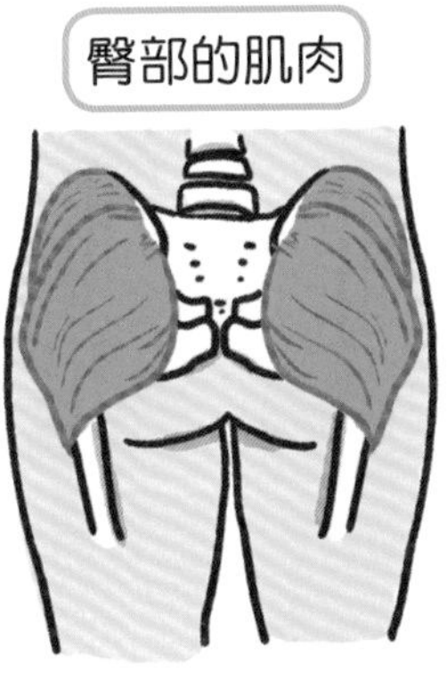

臀部的肌肉

❷ 代謝力UP

使用到軀幹
和下半身的肌肉後……

能量消耗量增加！

❸ 排毒力UP

血液、淋巴循環
變好之後……

防止手腳冰冷、水腫！

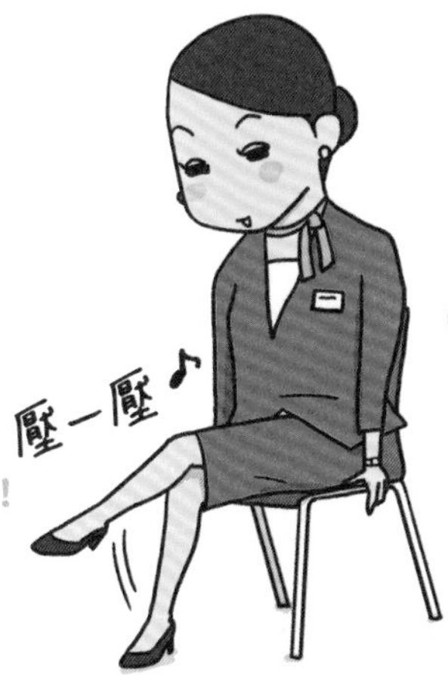

壓一壓♪
僵硬的小腿後側
放鬆之後
水腫也消失了！

壓壓小腿後側

做法請見
● P.51

本書的特色及使用方式

依工作中常見的病痛及困擾搭配動作

書中的右上角會用大字標出病痛的內容，讓讀者在快速翻閱瀏覽時能更快地找到想看的頁次。此外，也可以翻閱目次的動作一覽。

看著1張動作插圖就能馬上做瑜伽！

為了忙碌、沒有什麼時間的讀者，我們將做法及重點統整在1張動作插圖中。一開始只要看圖，就能大略掌握做法。

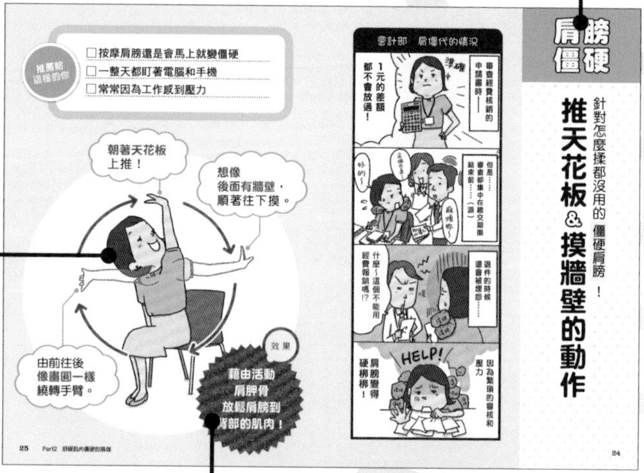

肩膀僵硬
針對怎麼揉都沒用的僵硬肩膀！
推天花板&摸牆壁的動作
推薦給這樣的你
□按摩肩膀還是會馬上就變僵硬
□一整天都盯著電腦和手機
□常常因為工作感到壓力
朝著天花板上推！
想像後面有牆壁，順著往下摸。
由前往後像畫圓一樣繞轉手臂。
效果
藉由活動肩胛骨放鬆肩膀到背部的肌肉！
HELP!
25 Part2 舒緩肌肉僵硬的瑜伽
24

搭配動作的效果及原理更好懂！

大字更容易閱讀！

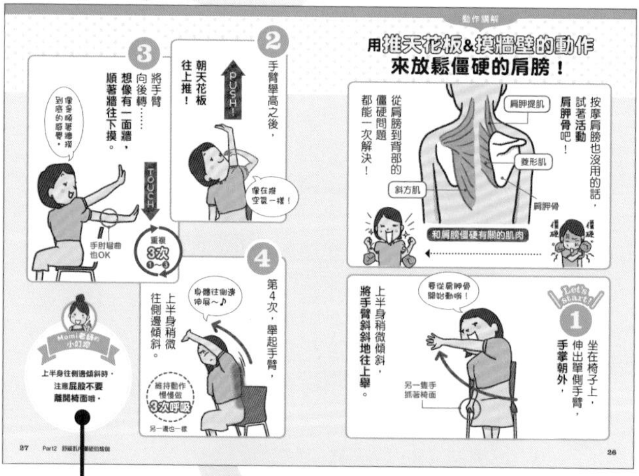

用漫畫講解做法更淺顯易懂！

動作以及呼吸的效果&詳細的做法，都透過漫畫以淺顯易懂的方式解說。使用較大的文字更容易閱讀，動作的重點、身體延伸的部分、使用的肌肉等有效部位也很清楚明瞭。

還有Momi老師的鼓勵及建議！

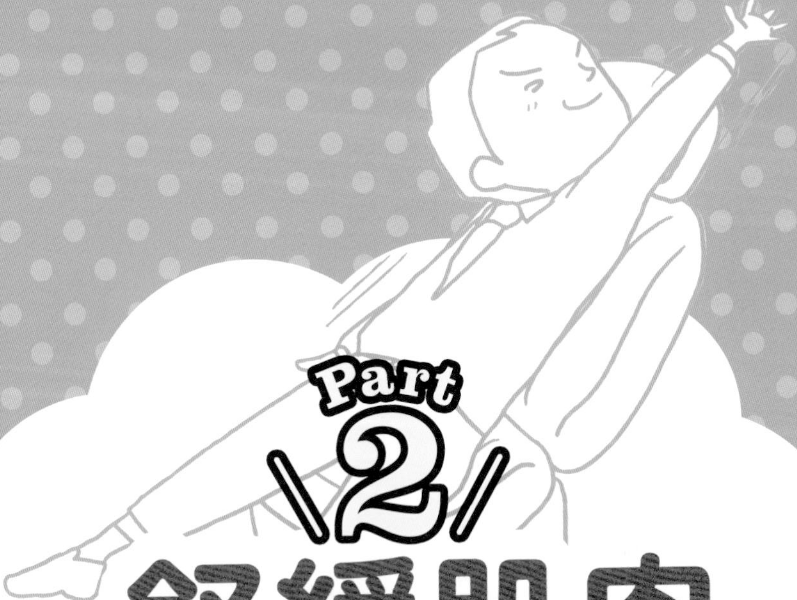

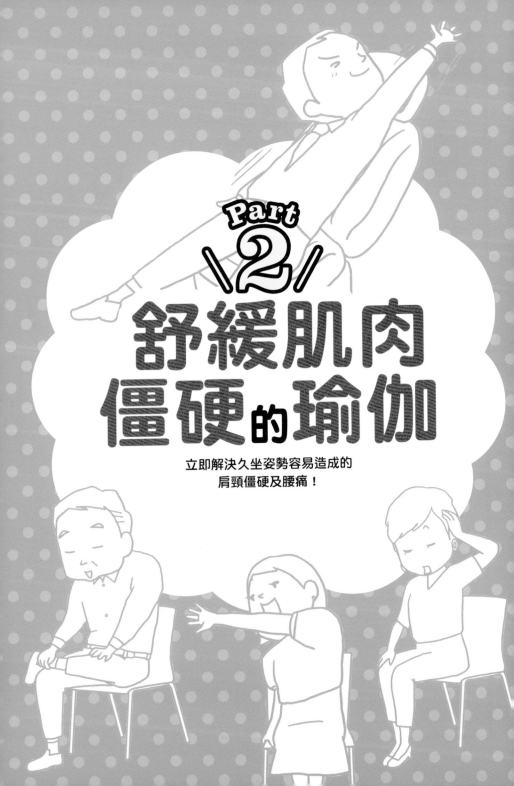

Part 2 舒緩肌肉僵硬的瑜伽

立即解決久坐姿勢容易造成的
肩頸僵硬及腰痛！

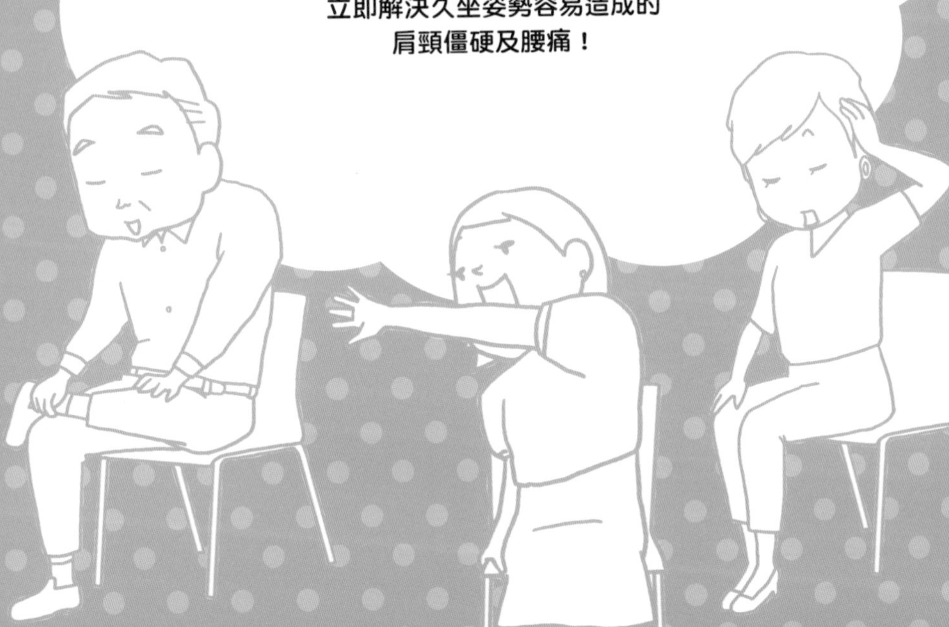

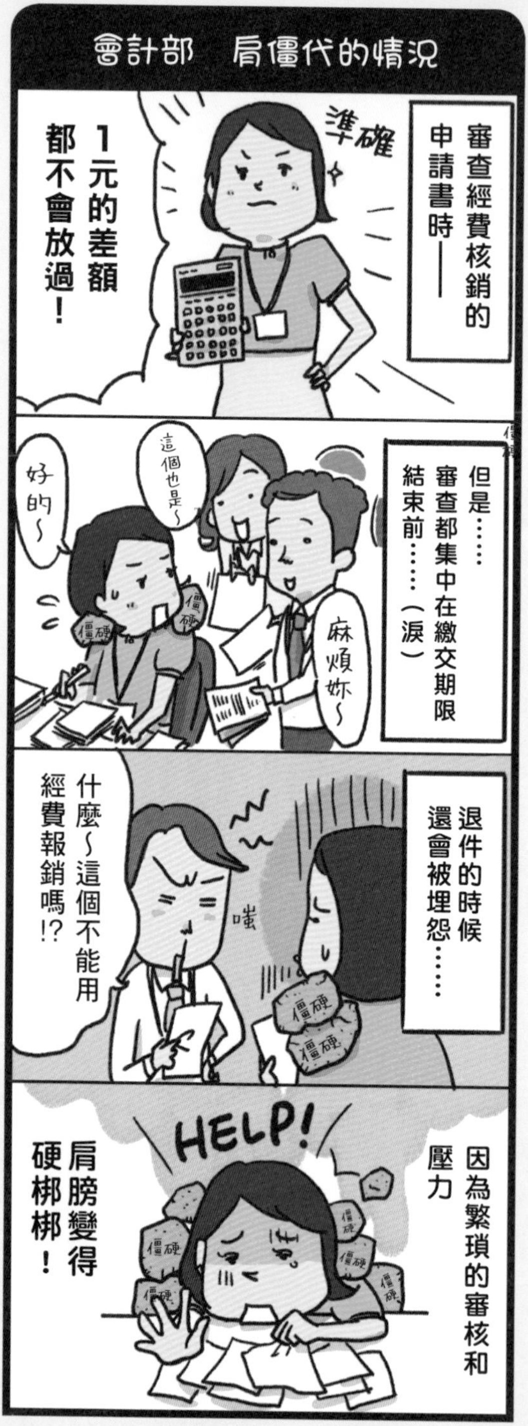
會計部　肩僵代的情況
審查經費核銷的申請書時——
準確
1元的差額都不會放過！
但是……審查都集中在繳交期限結束前……（淚）
麻煩妳～
這個也是～
好的～
僵硬
退件的時候還會被埋怨……
嗤
什麼～這個不能用經費報銷嗎!?
僵硬
因為繁瑣的審核和壓力
HELP!
肩膀變得硬梆梆！

肩膀僵硬

針對怎麼揉都沒用的 僵硬肩膀！

推天花板&摸牆壁的動作

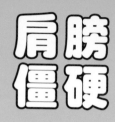

推薦給這樣的你

- □按摩肩膀還是會馬上就變僵硬
- □一整天都盯著電腦和手機
- □常常因為工作感到壓力

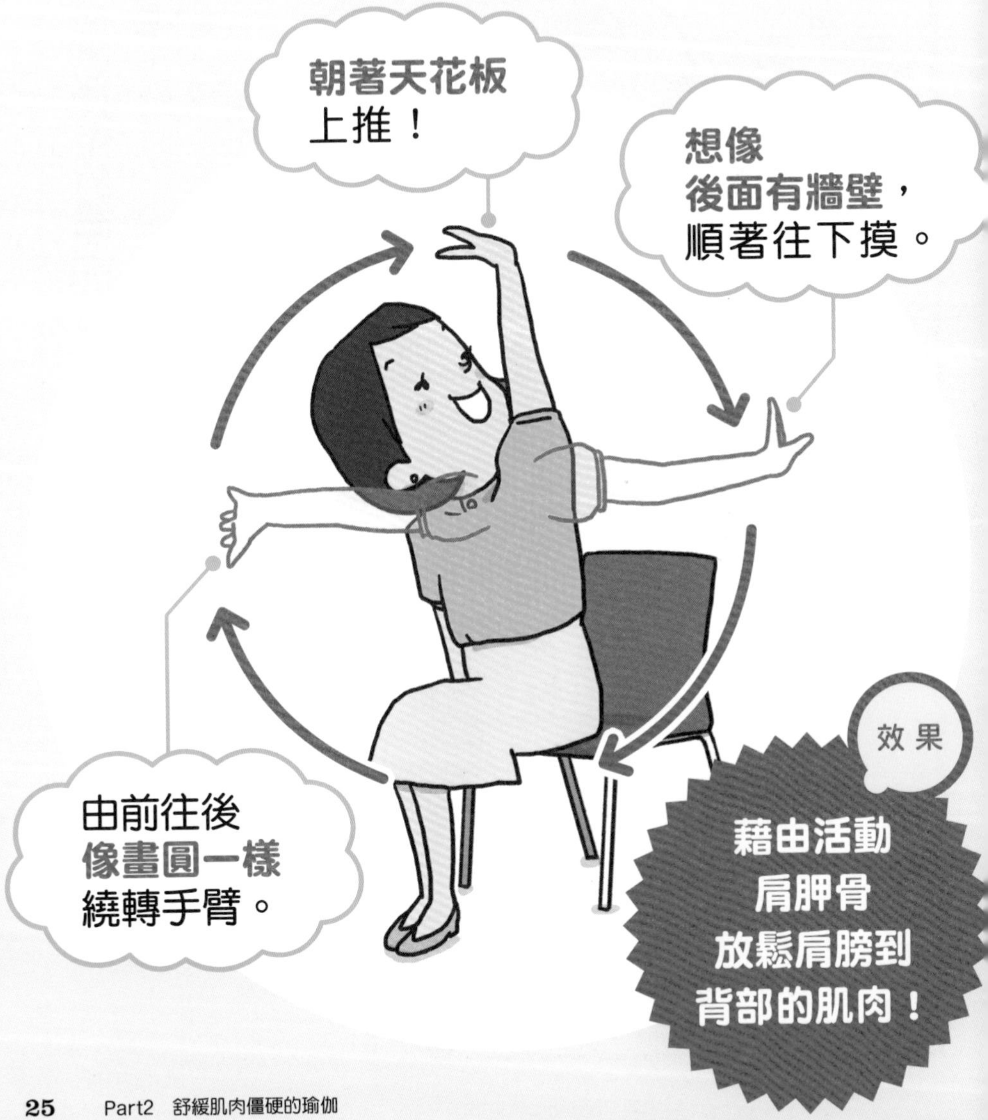
朝著天花板
上推！
想像
後面有牆壁，
順著往下摸。
由前往後
像畫圓一樣
繞轉手臂。
效果
藉由活動
肩胛骨
放鬆肩膀到
背部的肌肉！

用推天花板&摸牆壁的動作來放鬆僵硬的肩膀！

按摩肩膀也沒用的話，試著活動**肩胛骨**吧！

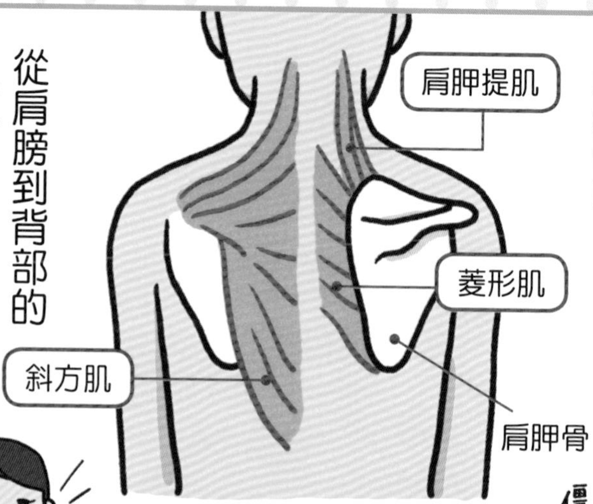
肩胛提肌
菱形肌
斜方肌
肩胛骨

和肩膀僵硬有關的肌肉

僵硬
僵硬

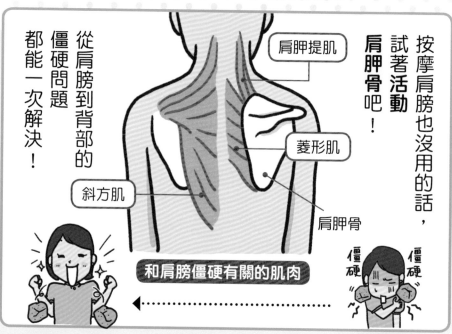

從肩膀到背部的僵硬問題都能一次解決！

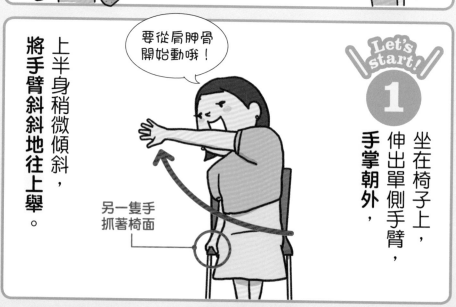

Let's start! 1

坐在椅子上，伸出單側手臂，**手掌朝外**，

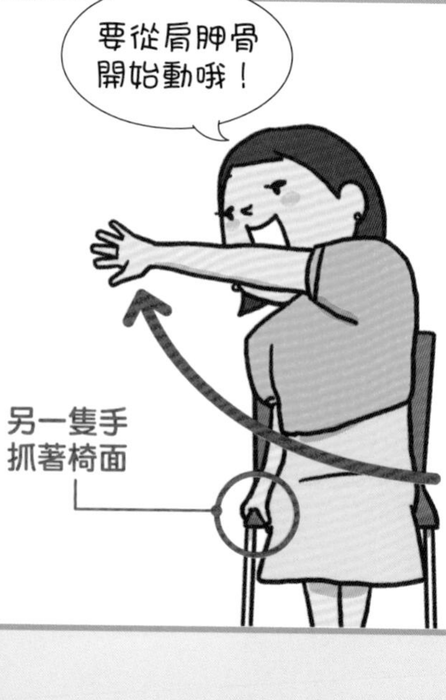
要從肩胛骨開始動哦！
另一隻手抓著椅面

上半身稍微傾斜，**將手臂斜斜地往上舉**。

2

手臂舉高之後，

朝天花板往上推！

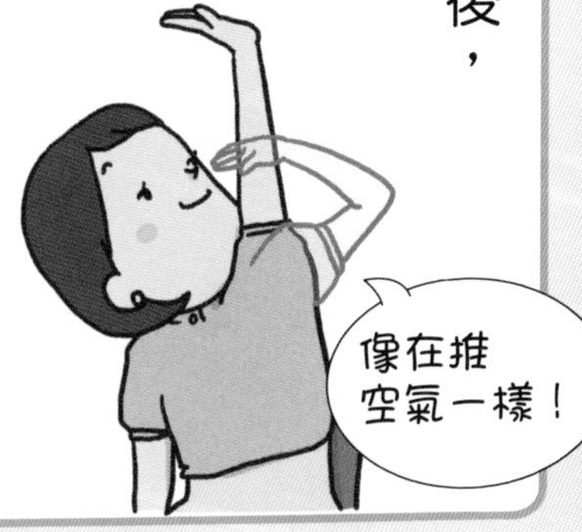
PUSH!
像在推空氣一樣！

3

將手臂向後轉……

想像有一面牆，順著牆往下摸。

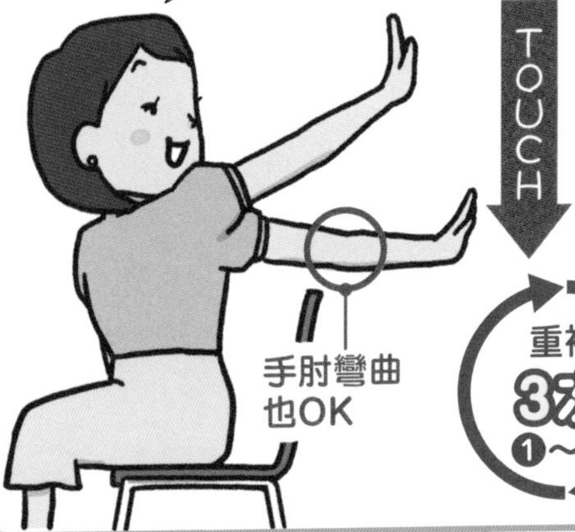
像是順著牆摸到底的感覺。
TOUCH
手肘彎曲也OK
重複
3次
①～③

4

第4次，舉起手臂，

上半身稍微往側邊傾斜。

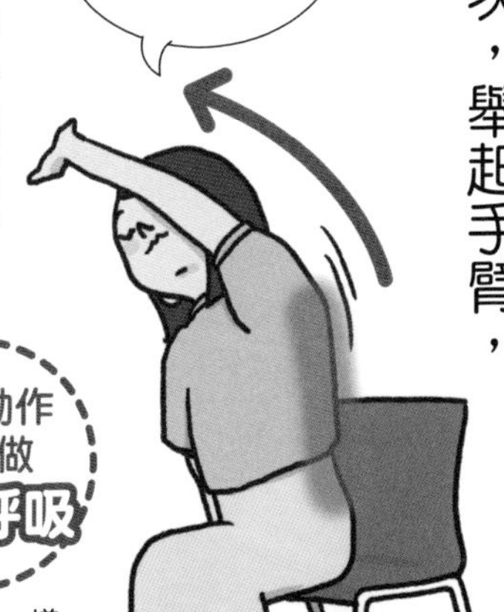
身體往側邊伸展～♪
維持動作慢慢做
3次呼吸
另一邊也一樣

Momi老師的小叮嚀

上半身往側邊傾斜時，

注意屁股不要離開椅面哦。

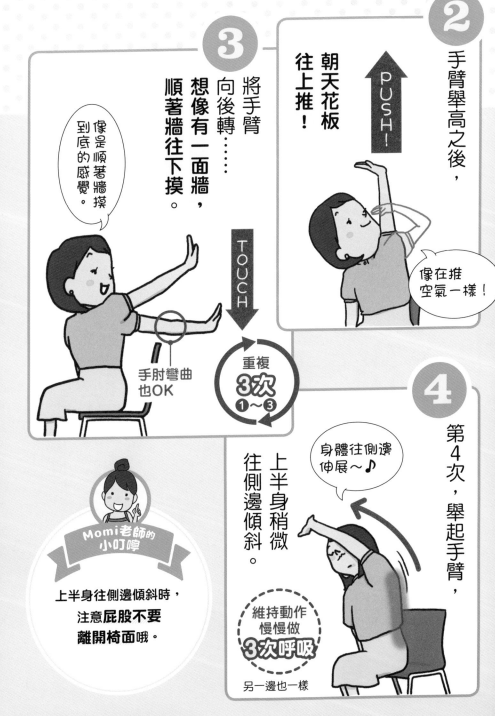

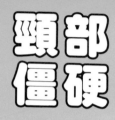

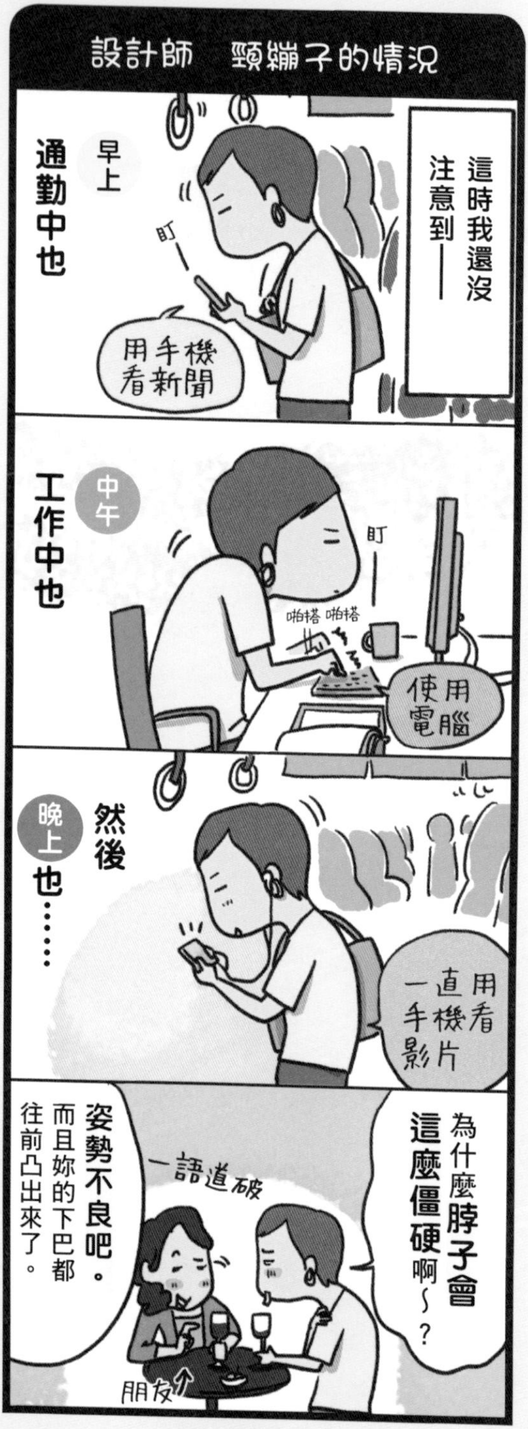
設計師　頸繃子的情況
這時我還沒注意到——
早上
通勤中也
盯
用手機看新聞
中午
工作中也
盯
啪搭 啪搭
使用電腦
晚上
然後也……
用手機一直看影片
為什麼脖子會這麼僵硬啊～？
一語道破
姿勢不良吧。
而且妳的下巴都往前凸出來了。
朋友↑

頸部僵硬

因為使用電腦讓脖子緊繃變得僵硬時

性感肌的放鬆動作

推薦給這樣的你

- □頸部後方、頭的根部周圍很僵硬
- □看電腦和手機的時間很長
- □因為工作焦慮時後脖子就會變僵硬

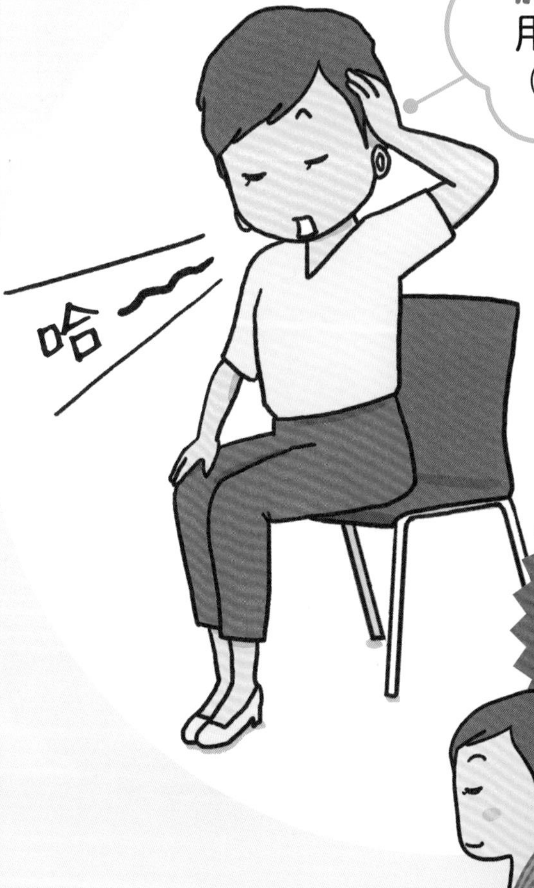

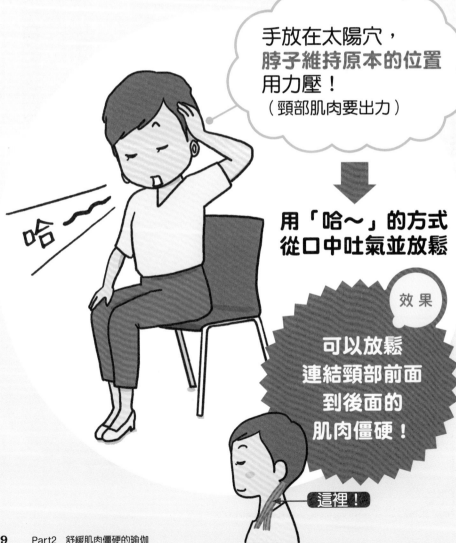

手放在太陽穴，
脖子維持原本的位置
用力壓！
（頸部肌肉要出力）

用「哈～」的方式
從口中吐氣並放鬆

效果

可以放鬆
連結頸部前面
到後面的
肌肉僵硬！

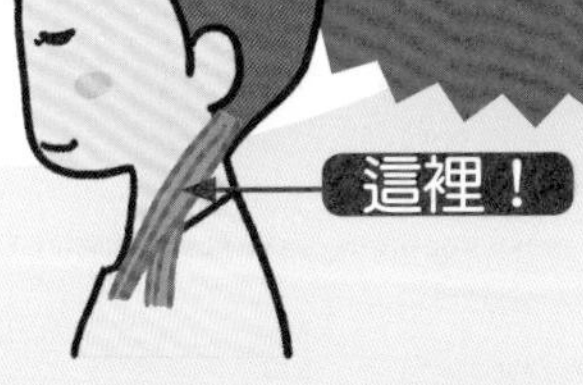

用性感肌的放鬆動作 放鬆僵硬的脖子

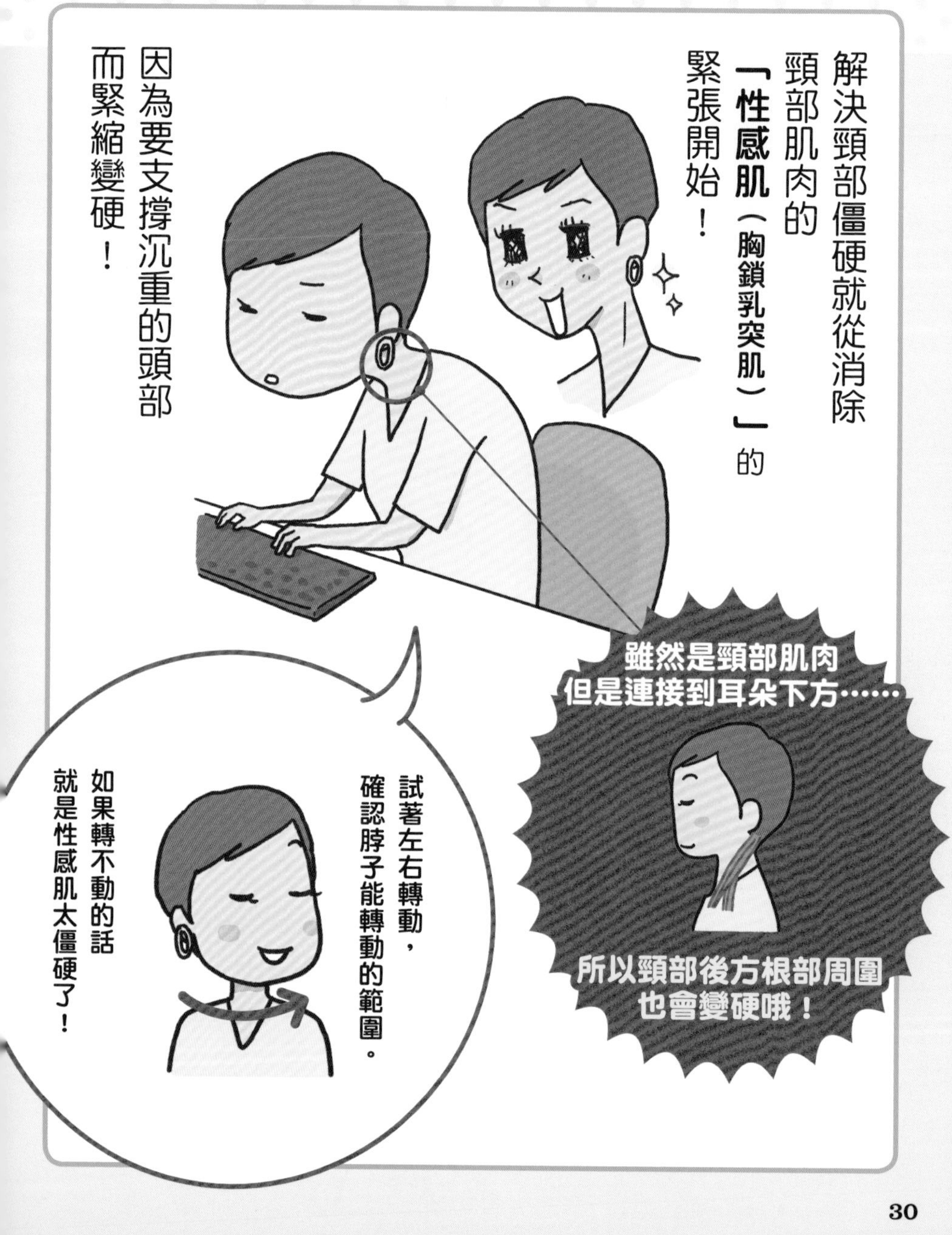
解決頸部僵硬就從消除
頸部肌肉的
「性感肌（胸鎖乳突肌）」的
緊張開始！
因為要支撐沉重的頭部
而緊縮變硬！
雖然是頸部肌肉
但是連接到耳朵下方……
所以頸部後方根部周圍
也會變硬哦！
試著左右轉動，
確認脖子能轉動的範圍。
如果轉不動的話
就是性感肌太僵硬了！

Let's start!

1

將手心貼著太陽穴。

維持頭部的位置，手抵著用力壓！

維持 **5秒**

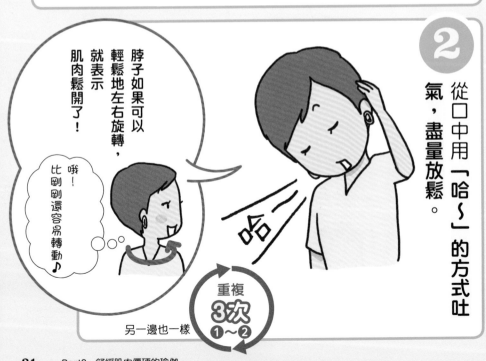

壓~~！
可以用另一隻手摸摸看，
確認頸部肌肉
是否有出力！

2

從口中用「哈~」的方式吐氣，盡量放鬆。

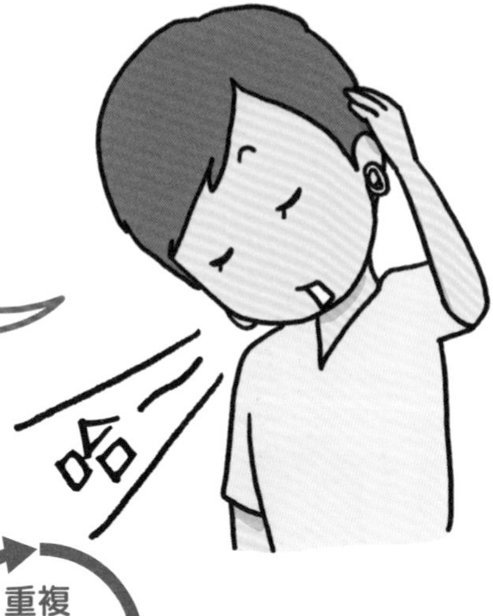
哈

脖子如果可以輕鬆地左右旋轉，就表示肌肉鬆開了！

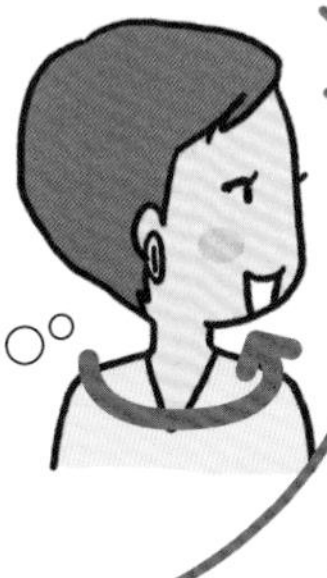
哦！
比剛剛還容易轉動♪

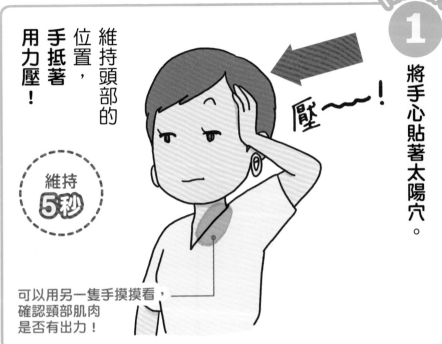

重複 **3次** ①~②

另一邊也一樣

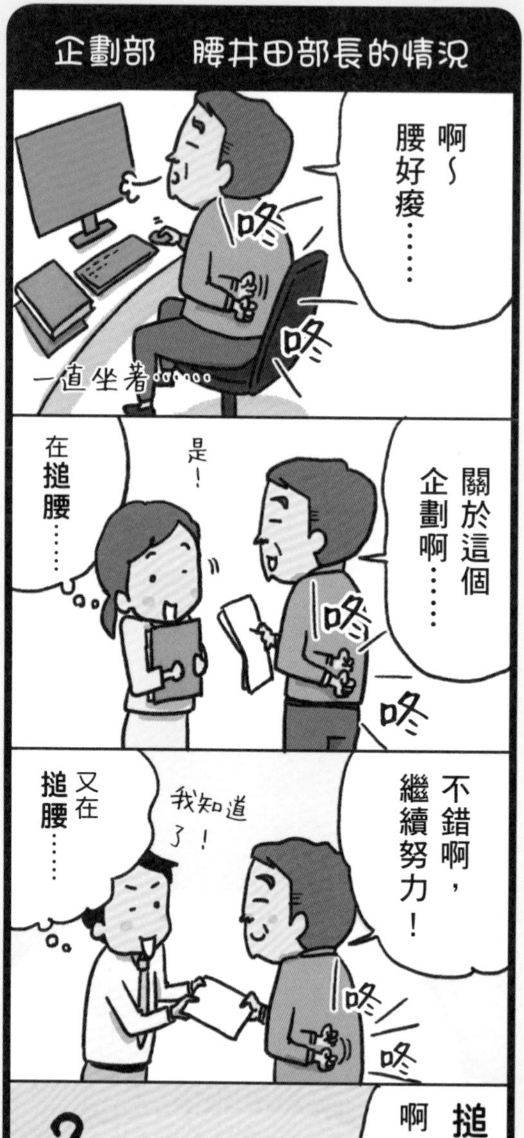
企劃部　腰井田部長的情況
啊～腰好痠……
咚
咚
一直坐着……
關於這個企劃啊……
是！
在搥腰……
咚
咚
不錯啊，繼續努力！
我知道了！
又在搥腰……
咚
咚
搥腰部……
啊，腰井田部長！
?

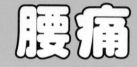

腰痛

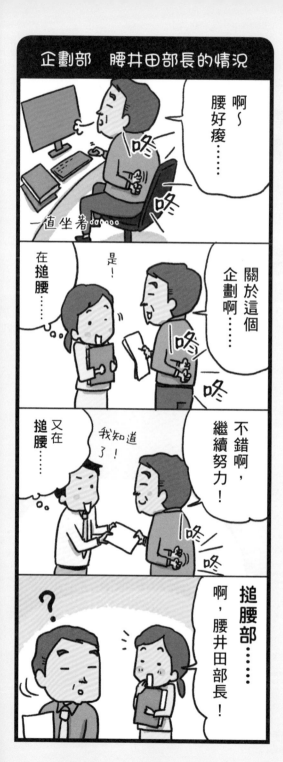

消除造成腰痛的臀部僵硬！

伸展臀部的動作

推薦給這樣的你

□ 經常坐在辦公桌前工作

□ 一整天都沒怎麼走路

□ 髖關節僵硬，向前屈身有困難

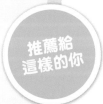

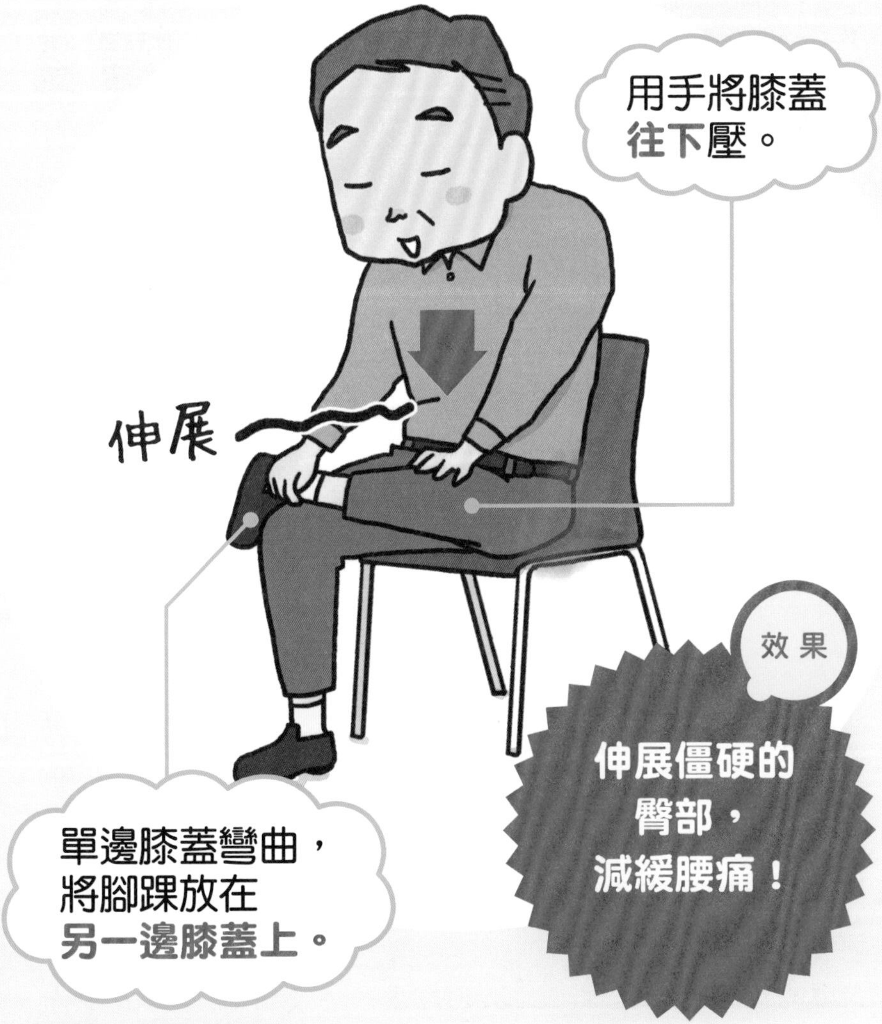
用手將膝蓋
往下壓。
伸展
單邊膝蓋彎曲，
將腳踝放在
另一邊膝蓋上。
效果
伸展僵硬的
臀部，
減緩腰痛！

用伸展臀部的動作舒緩腰痛！

坐在辦公桌前工作時，臀部肌肉就像坐墊一樣在支撐著我們的體重！

臀部僵硬會對腰部造成負擔，引發腰痛！

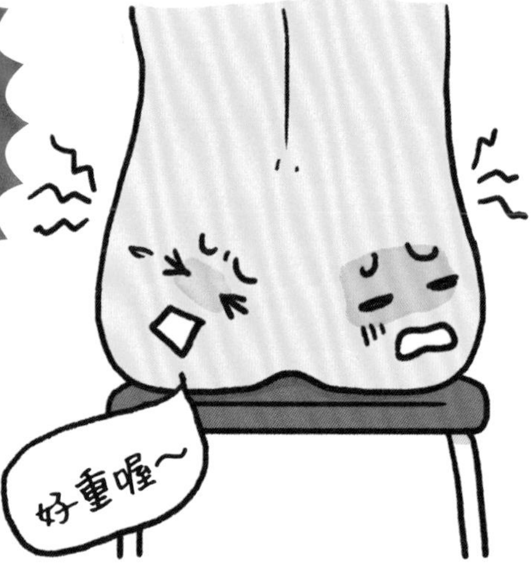

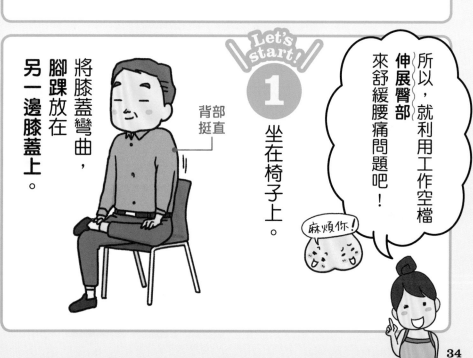

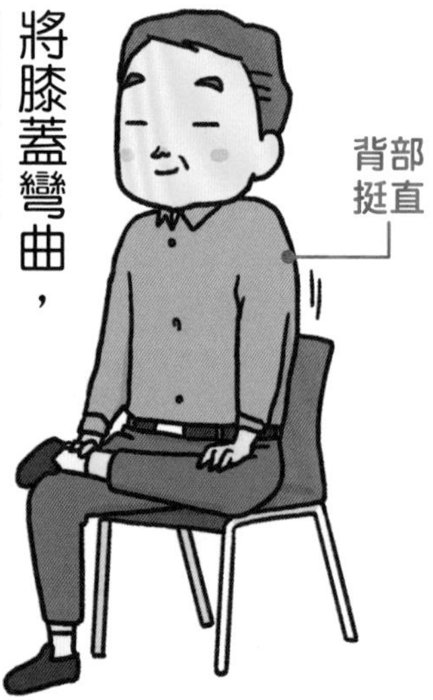

所以，就利用工作空檔**伸展臀部**來舒緩腰痛問題吧！

Let's start!

1 坐在椅子上。

將膝蓋彎曲，腳踝放在**另一邊膝蓋上**。

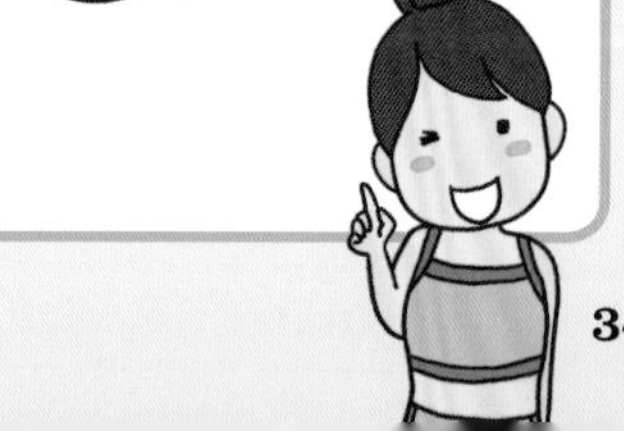

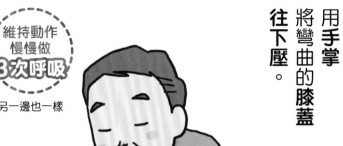

2

用手掌將彎曲的膝蓋往下壓。

維持動作慢慢做
3次呼吸

另一邊也一樣

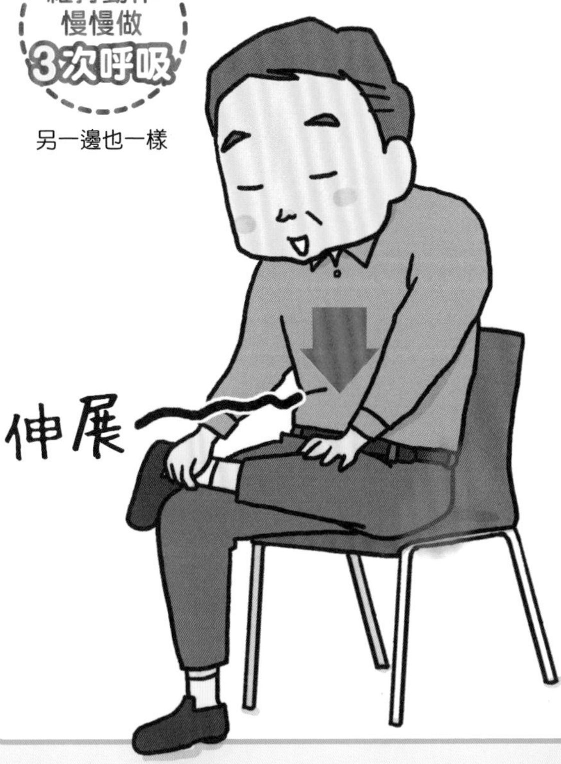

從臀部到大腿外側都可以伸展到！

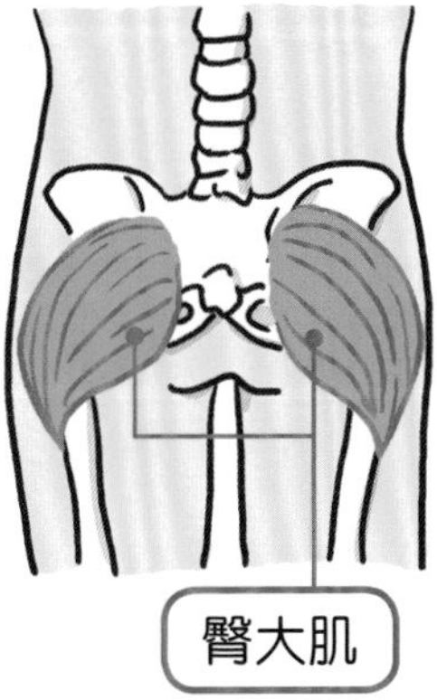

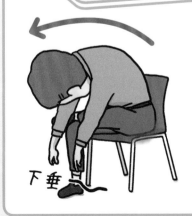

Momi老師的小叮嚀

伸展強度介於**痠痛和舒適之間**，不要勉強自己哦！

做得到的人可以試試看！

上半身前傾放鬆。

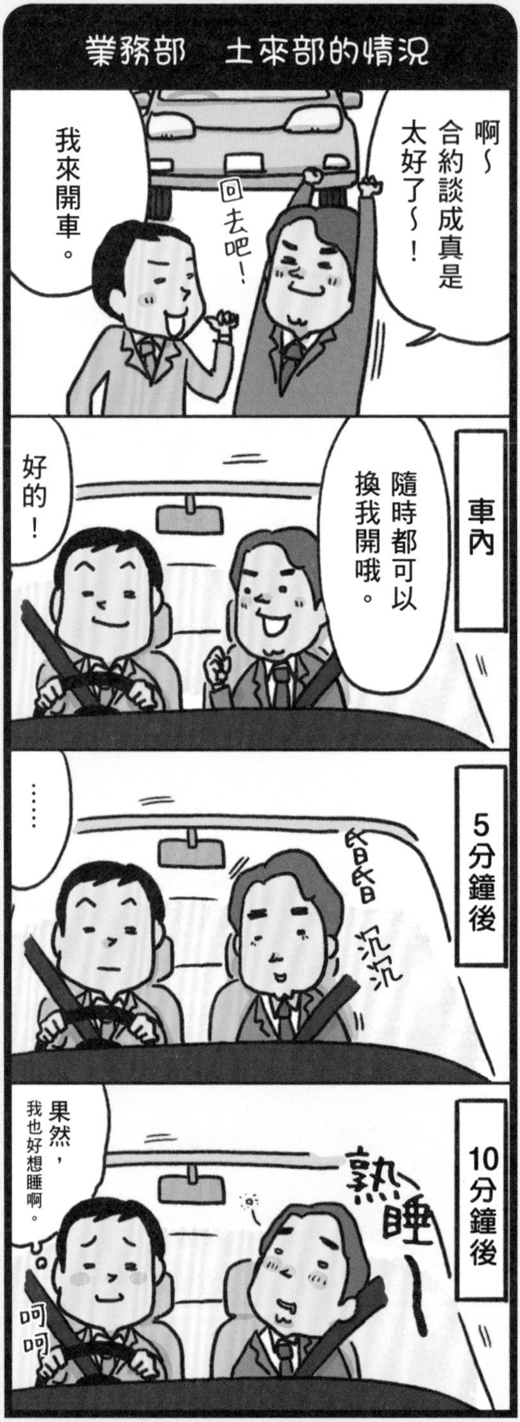
業務部　土來部的情況
啊～合約談成真是太好了～！
回去吧！
我來開車。
車內
隨時都可以換我開哦。
好的！
5分鐘後
昏昏沉沉
……
10分鐘後
熟睡～
果然，我也好想睡啊。
呵呵

駕駛疲勞的背部・腰部僵硬

消除駕駛造成的背部・腰部僵硬及疲勞！

對角線伸展的動作

推薦給
這樣的你

- □工作需要開車跑業務
- □經常需要長時間駕駛
- □背部和腰部經常覺得僵硬

以**肚臍為中心**，
將左右手臂、腳
以**對角線的方式**伸展。

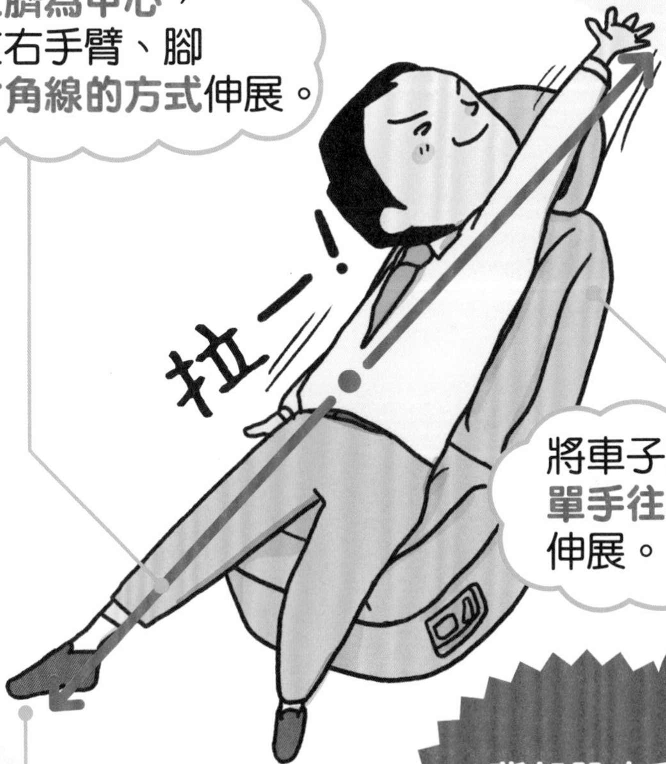

將車子座椅倒下
單手往斜上
伸展。

另一邊的腳
往斜下伸展。

效果

背部肌肉和
深層的髂腰肌
都可以達到
伸展的效果！

用對角線伸展的動作改善背部・腰部僵硬！

長時間保持同樣的姿勢駕駛的話……
圓肩會使背部僵硬
一直坐著髂腰肌也會變硬

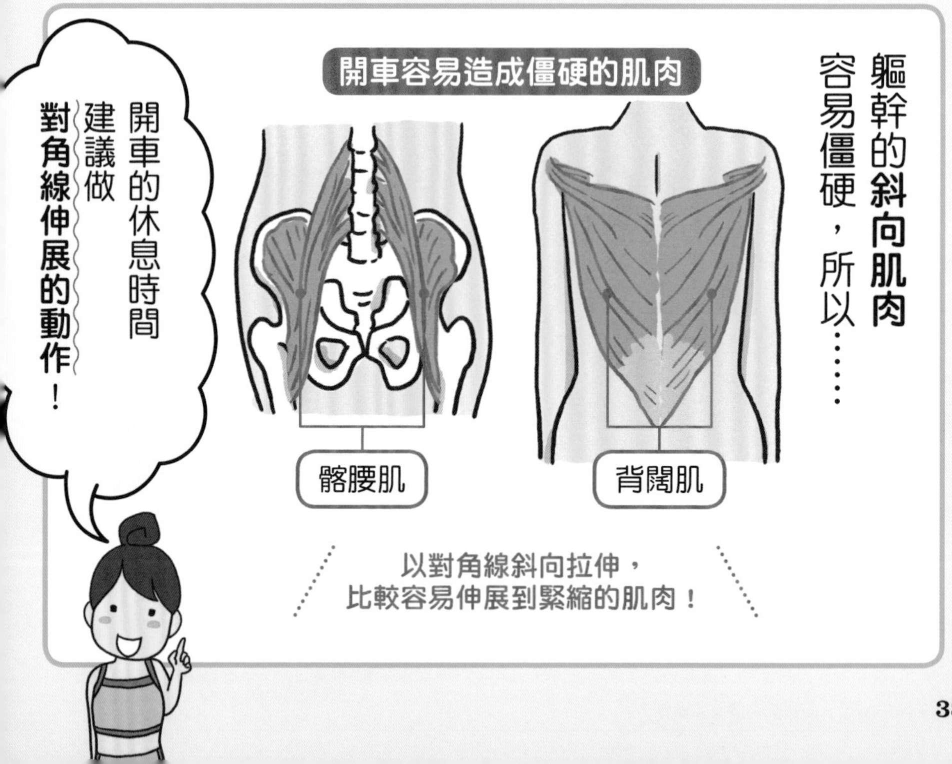

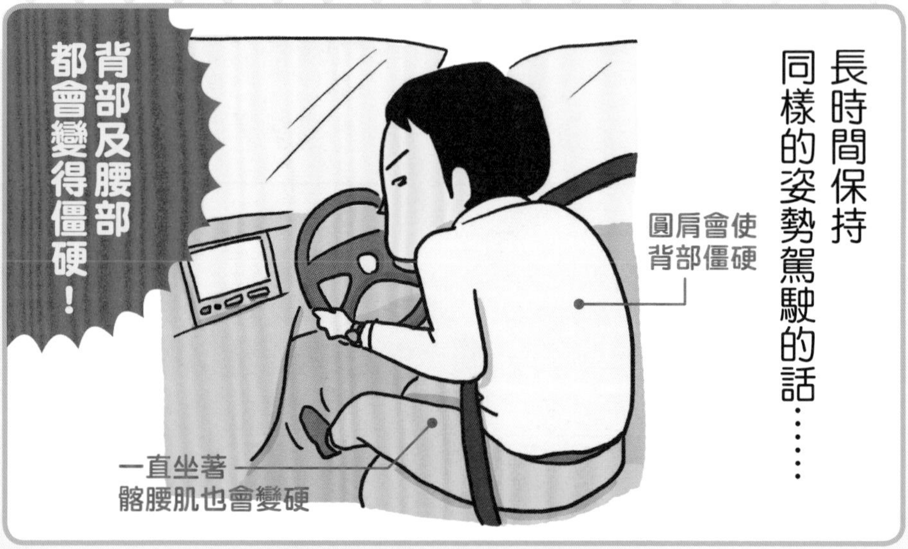
背部及腰部都會變得僵硬！
軀幹的斜向肌肉容易僵硬，所以……
開車的休息時間建議做對角線伸展的動作！
開車容易造成僵硬的肌肉
髂腰肌
背闊肌
以對角線斜向拉伸，
比較容易伸展到緊縮的肌肉！

Let's start!

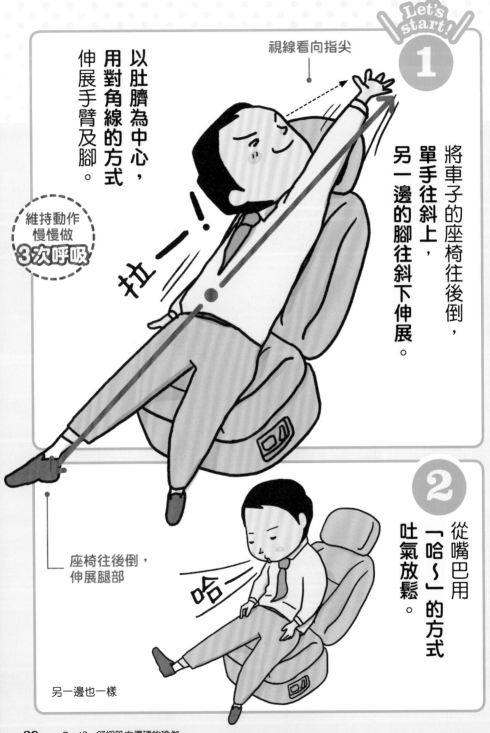

1

將車子的座椅往後倒，單手往斜上，另一邊的腳往斜下伸展。

以肚臍為中心，用對角線的方式伸展手臂及腳。

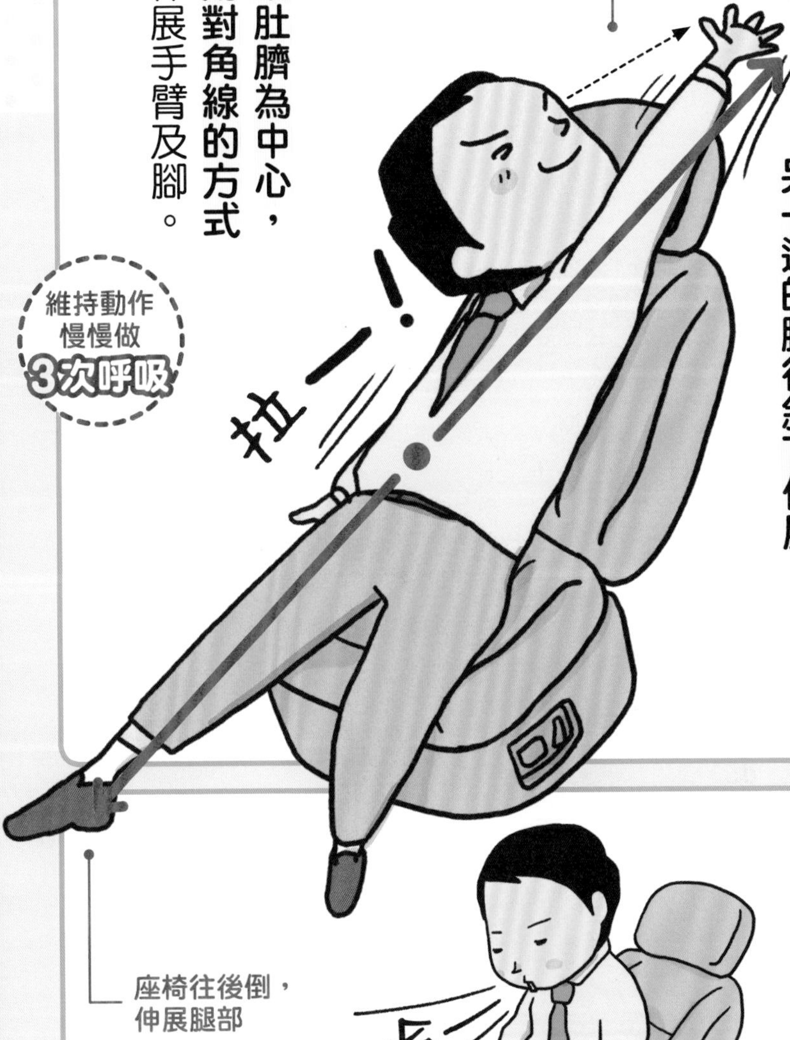

視線看向指尖
拉一一！
座椅往後倒，伸展腿部

維持動作慢慢做3次呼吸

2

從嘴巴用「哈～」的方式吐氣放鬆。

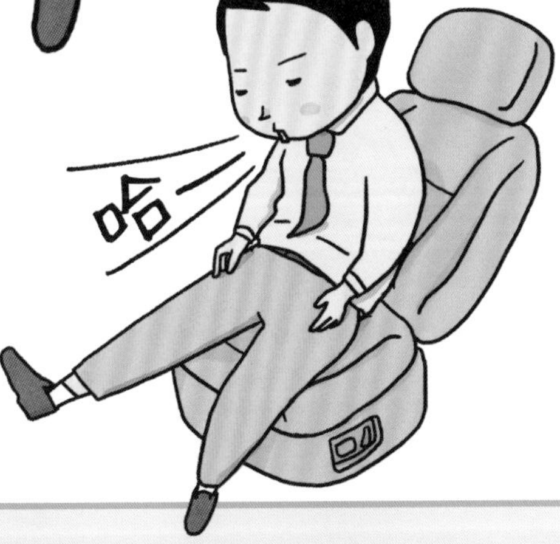

哈一

另一邊也一樣

Column 1

推薦給育兒中的人！

因為內勤工作和抱小孩而感到腰部疲勞時做

不倒翁的動作

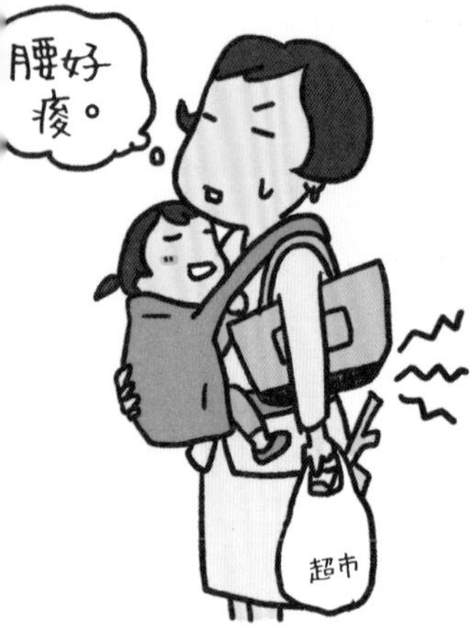

腰好痠。
超市

因為內勤工作和抱小孩而感到腰部疲勞時，可以在家做「不倒翁的動作」！雙手抱著膝蓋內側，背部拱起呈弧形，腹肌出力，像是將脊椎骨一節一節往下放一樣，往後滾動。往前起身時，腳停在快要碰到地板的地方。

做法

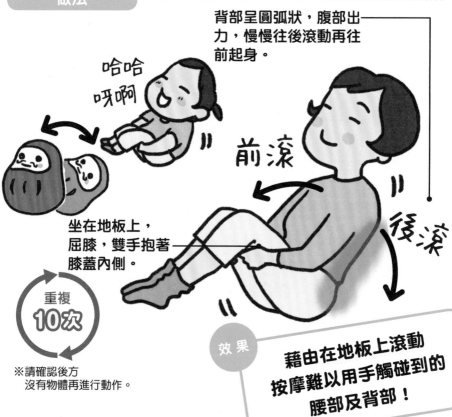

背部呈圓弧狀，腹部出力，慢慢往後滾動再往前起身。
哈哈呀啊
前滾
後滾
坐在地板上，屈膝，雙手抱著膝蓋內側。

重複 10次

※請確認後方沒有物體再進行動作。

效果

藉由在地板上滾動按摩難以用手觸碰到的腰部及背部！

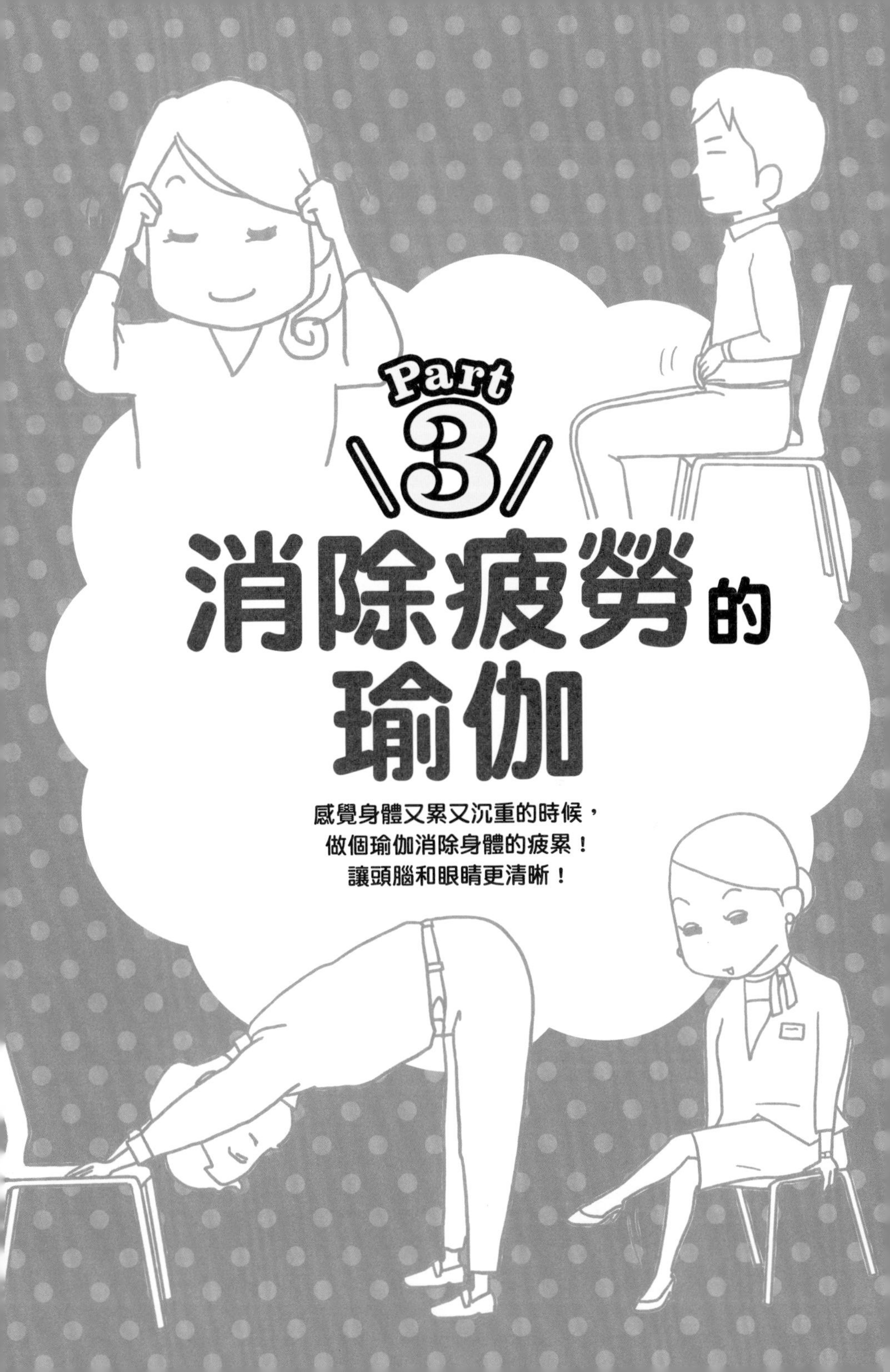

Part 3 消除疲勞的瑜伽

感覺身體又累又沉重的時候，
做個瑜伽消除身體的疲累！
讓頭腦和眼睛更清晰！

身體遲鈍沉重

往腦部輸送血液，減輕疲勞～！用椅子做下犬式

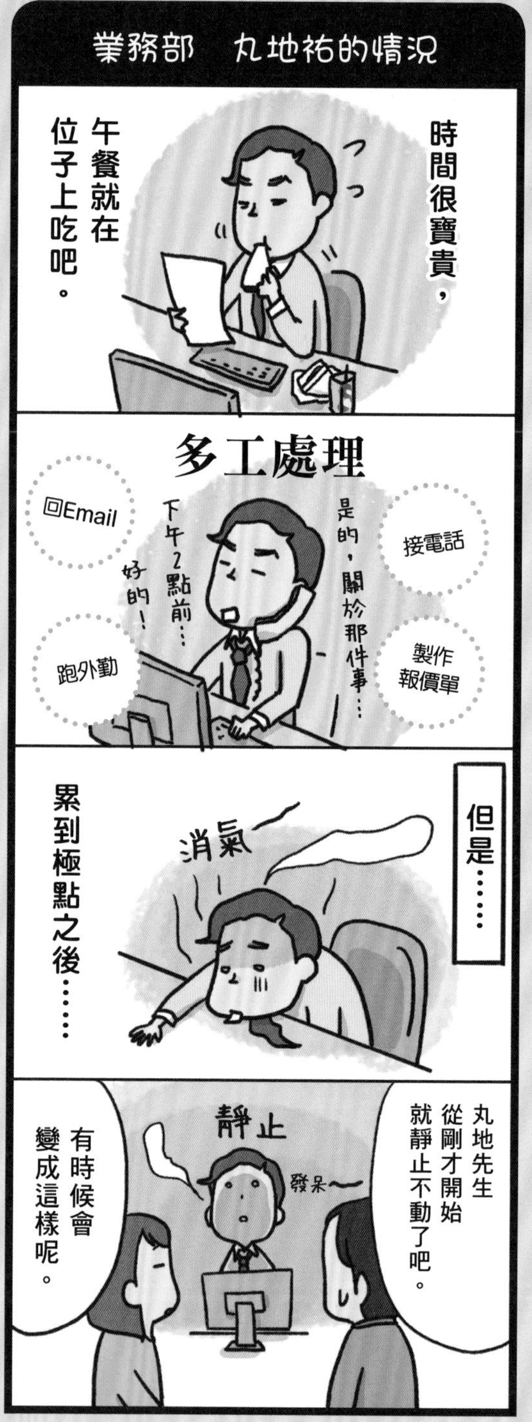

業務部　丸地祐的情況
時間很寶貴，
午餐就在位子上吃吧。
多工處理
是的，關於那件事……
下午2點前…
好的！
接電話
回Email
製作報價單
跑外勤
但是……
消氣
累到極點之後……
丸地先生從剛才開始就靜止不動了吧。
靜止
發呆～
有時候會變成這樣呢。

推薦給這樣的你

- □ 覺得無法消除疲勞
- □ 工作上想再加把勁
- □ 累到無法集中精神

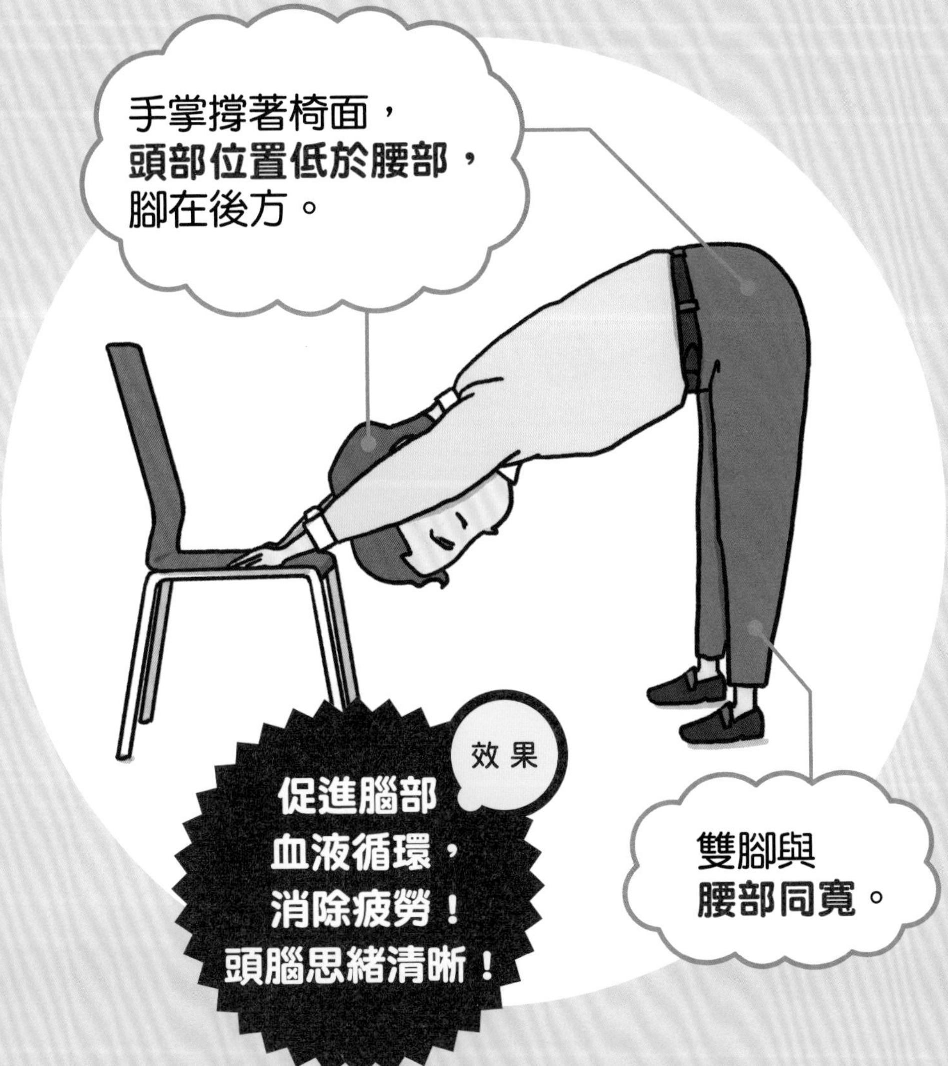

手掌撐著椅面，
頭部位置低於腰部，
腳在後方。
效果
促進腦部
血液循環，
消除疲勞！
頭腦思緒清晰！
雙腳與
腰部同寬。

用椅子做下犬式來消除疲勞

工作時用腦過度，累積疲勞時，

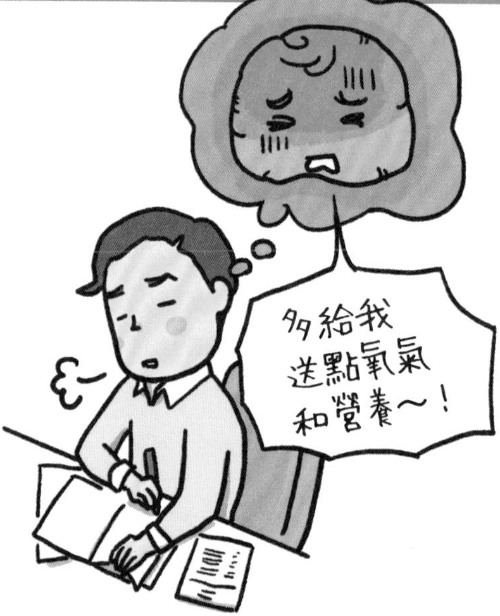

腦部血液循環不良就會覺得**身體很沉重**！

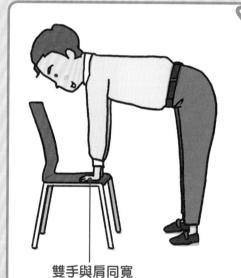

覺得累的時候，可以試著**用椅子做下犬式**，將血液送到腦部！

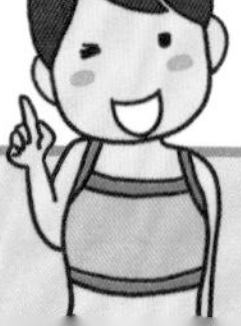

Let's start!

1

站在椅子旁邊，**手掌撐著椅面**。

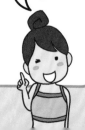

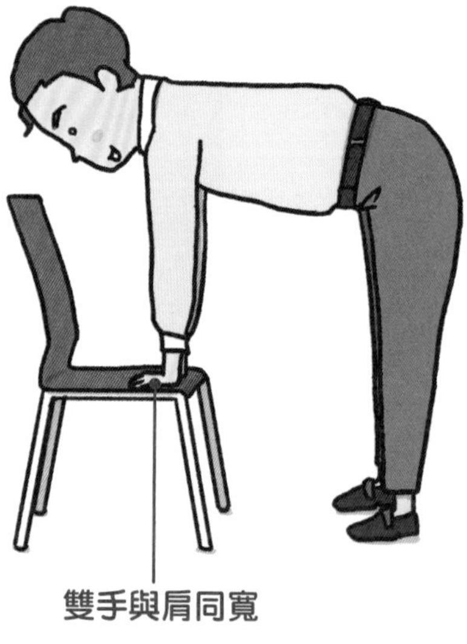

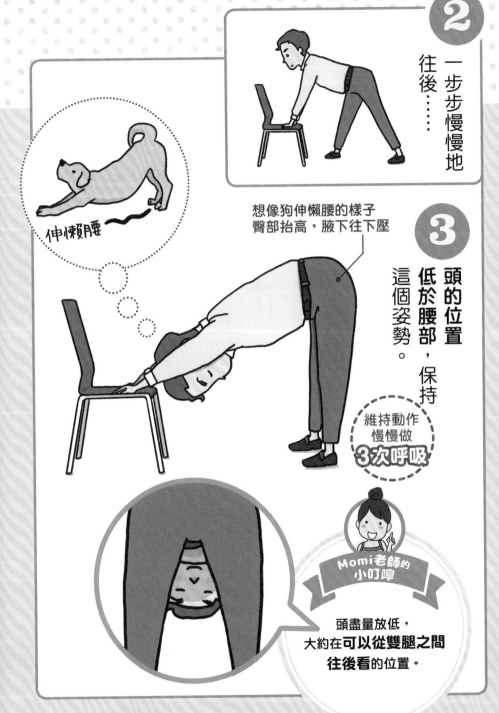

2

一步步慢慢地往後……

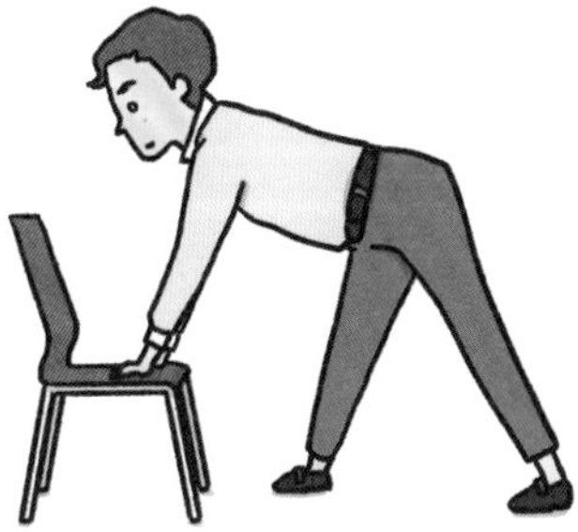

3

頭的位置低於腰部，保持這個姿勢。

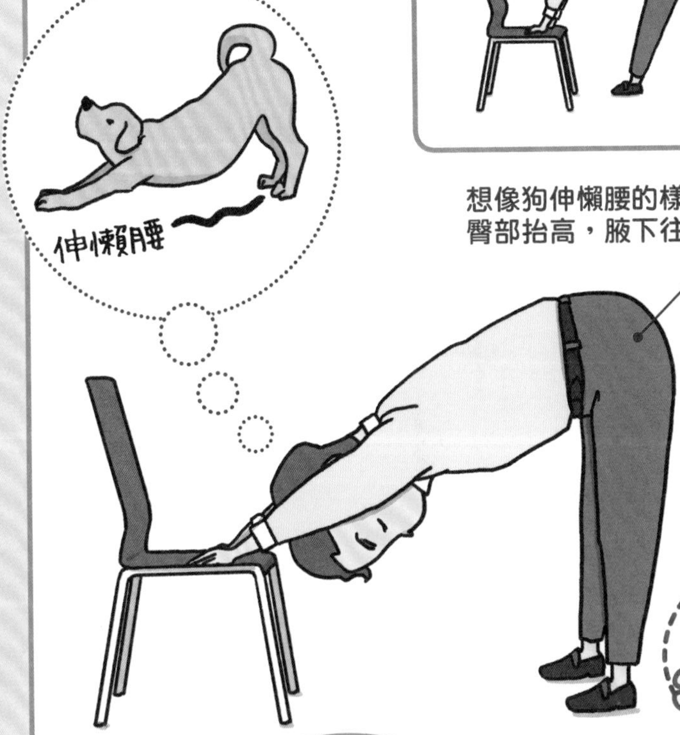

想像狗伸懶腰的樣子
臀部抬高，腋下往下壓

維持動作
慢慢做
3次呼吸

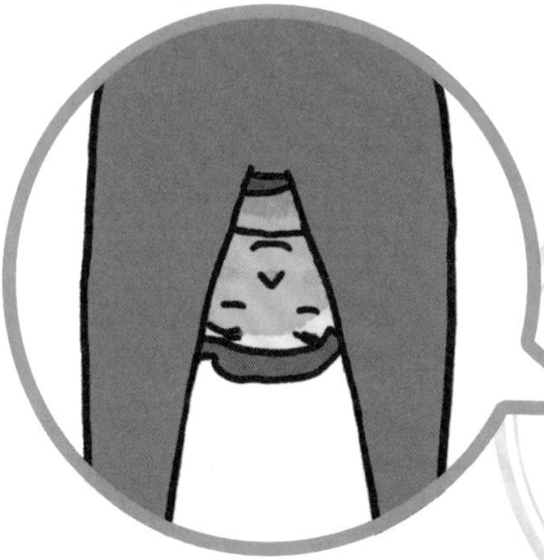

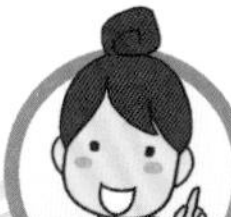

Momi老師的小叮嚀

頭盡量放低，
大約在**可以從雙腿之間**
往後看的位置。

眼睛
疲勞

用手掌慢慢加熱，舒緩緊張的眼部肌肉
感謝眼睛的動作

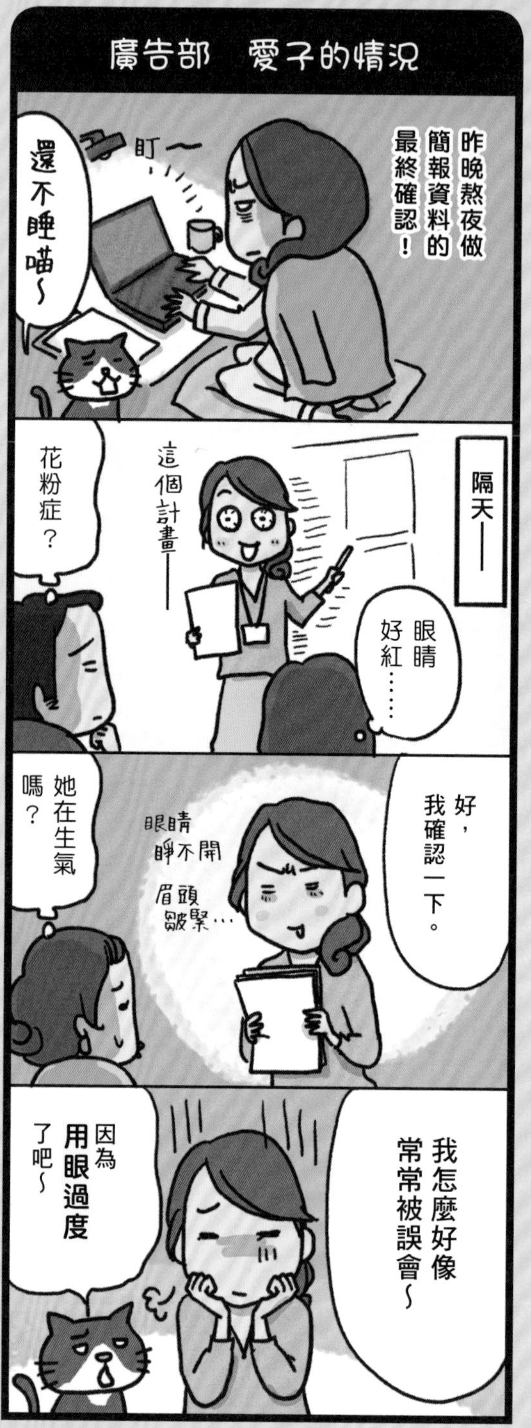

廣告部　愛子的情況
昨晚熬夜做簡報資料的最終確認！
盯～
還不睡喵～
隔天——
眼睛好紅……
這個計畫——
花粉症？
好，我確認一下。
眼睛睜不開
眉頭皺緊…
她在生氣嗎？
我怎麼好像常常被誤會～
因為用眼過度了吧～

推薦給這樣的你

- □常常盯著電腦和手機
- □傍晚時眼睛會有點張不開
- □黑眼圈很明顯

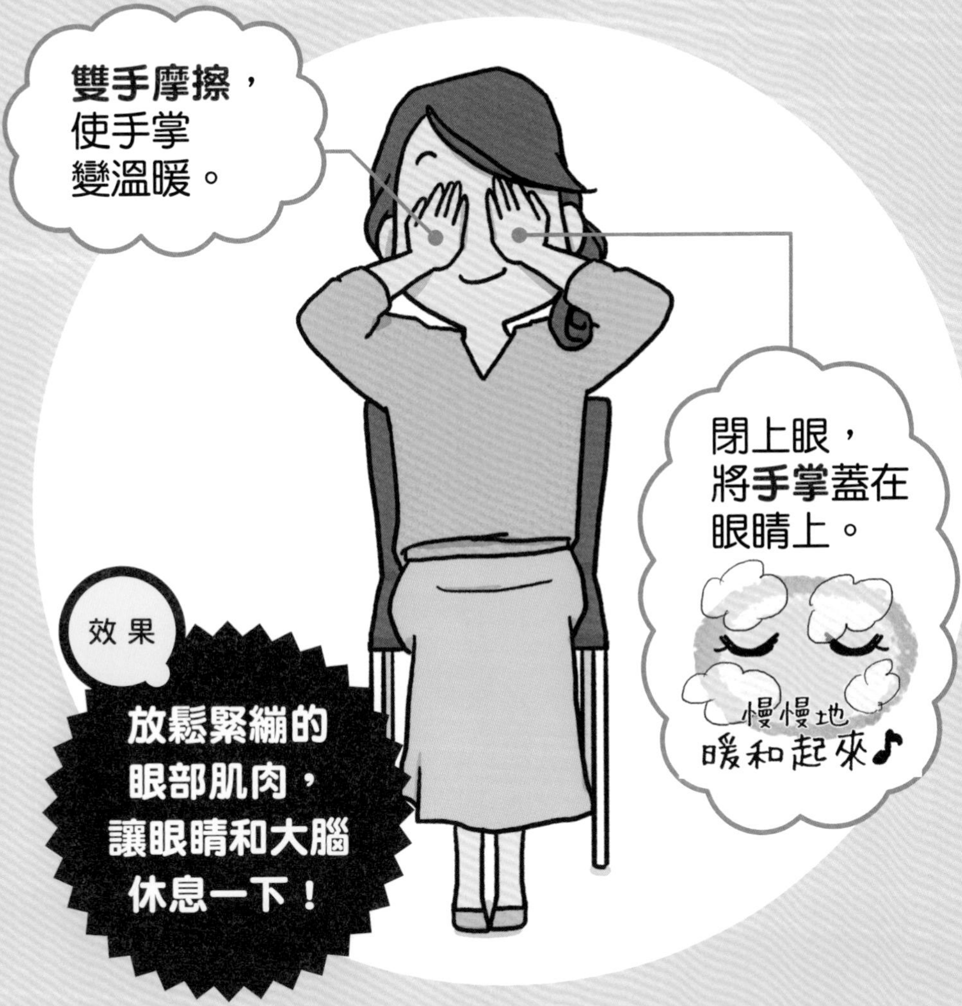
雙手摩擦，使手掌變溫暖。
閉上眼，將手掌蓋在眼睛上。
慢慢地暖和起來♪

效果

放鬆緊繃的眼部肌肉，讓眼睛和大腦休息一下！

用感謝眼睛的動作照顧疲憊的眼睛

操作電腦、確認文件中細節的文字……

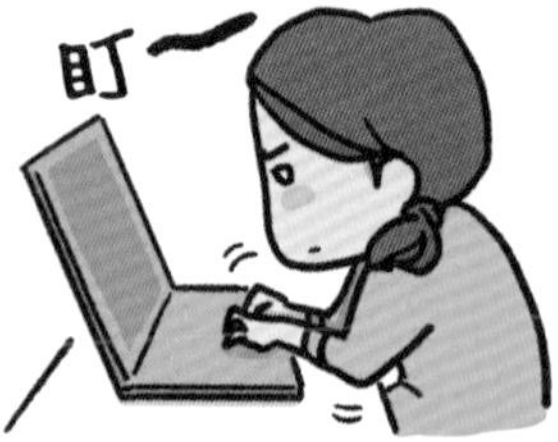
盯～

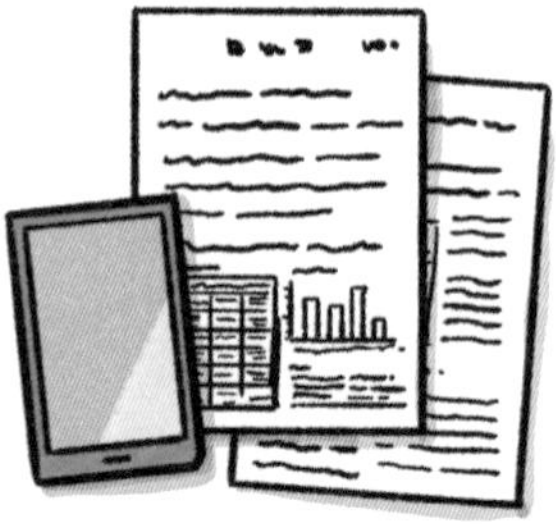

用眼過度時，

眼部肌肉僵硬就會造成疲勞！

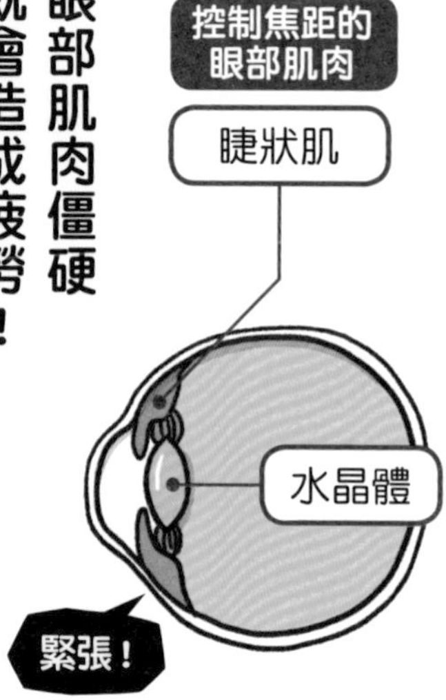
控制焦距的眼部肌肉
睫狀肌
水晶體
緊張！

Let's start!

1

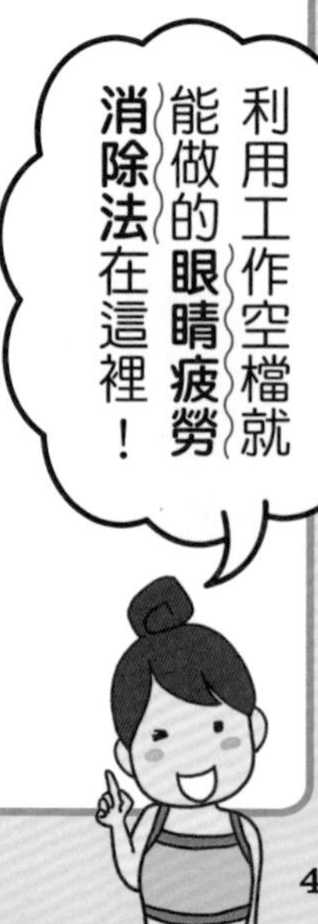
利用工作空檔就能做的**眼睛疲勞消除法**在這裡！

刺激**太陽穴附近**的眼部穴道！

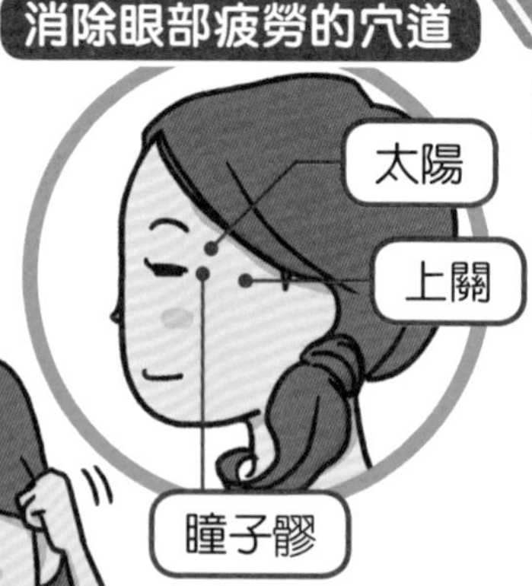
消除眼部疲勞的穴道
太陽
上關
瞳子髎

手握拳，**用關節滾壓**。

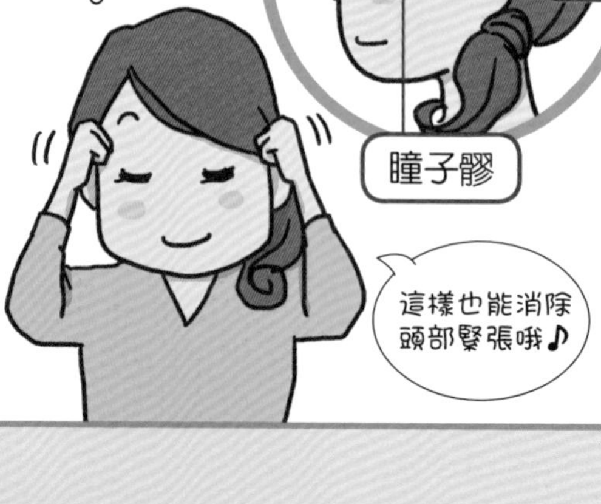
這樣也能消除頭部緊張哦♪

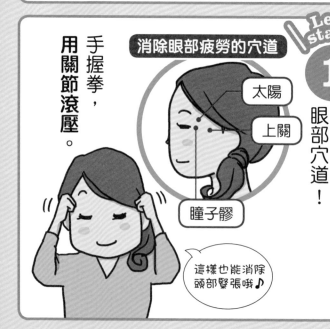

2

接著摩擦雙手，讓手掌

變溫暖……

閉上眼睛，將手掌蓋在眼睛上。

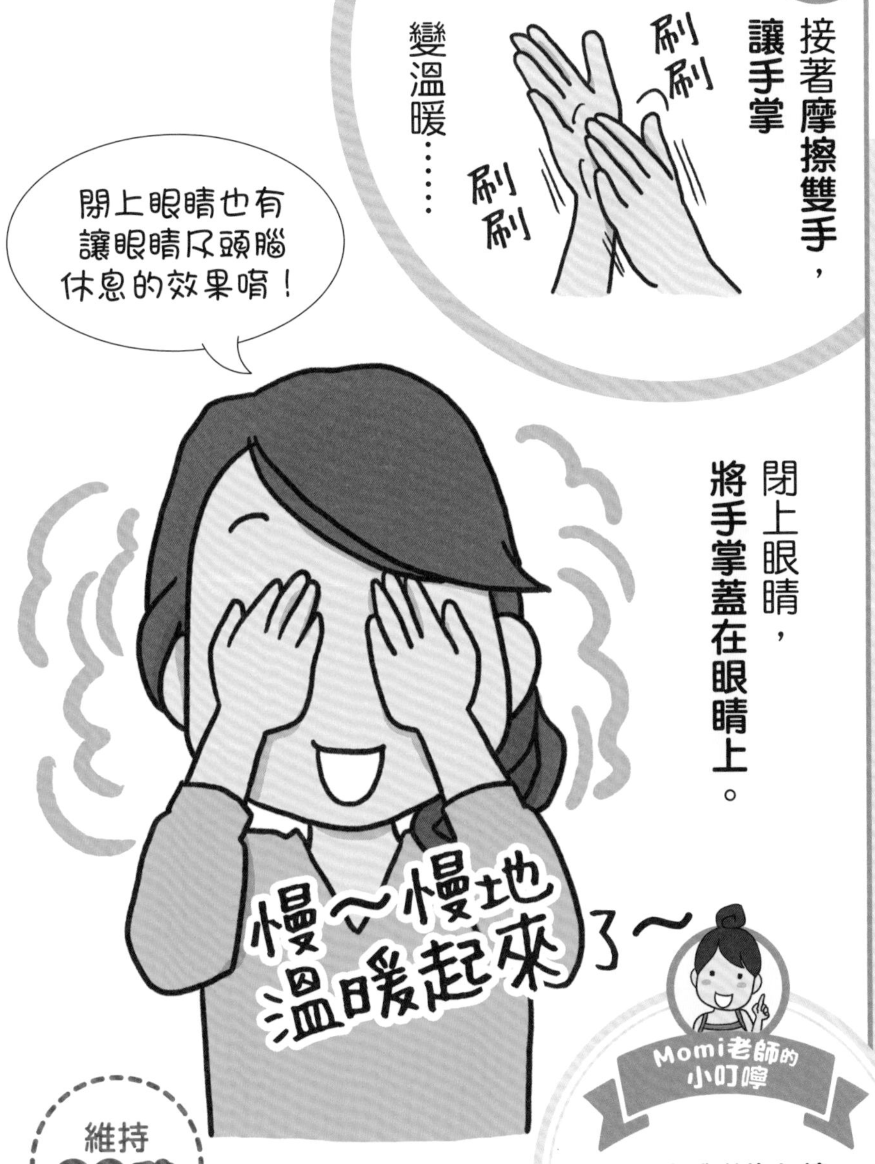
刷刷
刷刷
閉上眼睛也有讓眼睛及頭腦休息的效果唷！
慢～慢地溫暖起來了～

維持**30秒**

Momi老師的小叮嚀

抱著感謝的心情

向看了很多東西的眼睛傳達溫暖吧 ♥

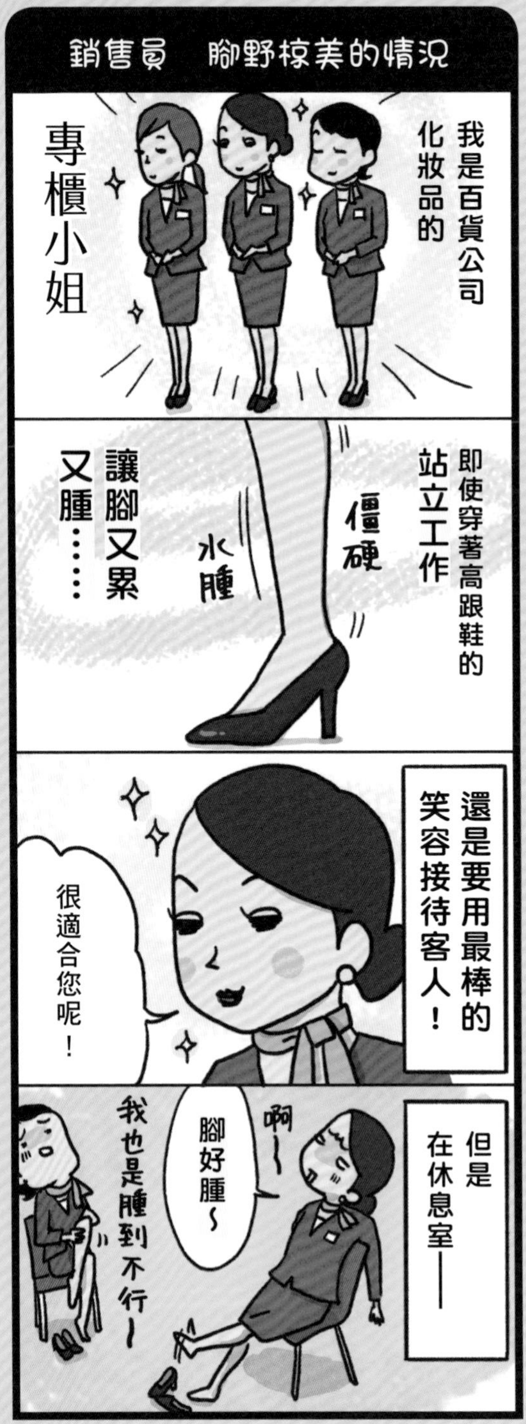
銷售員　腳野椋美的情況
我是百貨公司化妝品的
專櫃小姐
即使穿著高跟鞋的站立工作
僵硬
水腫
讓腳又累又腫……
還是要用最棒的笑容接待客人！
很適合您呢！
但是在休息室——
啊～
腳好腫～
我也是腫到不行～

腿部疲勞・水腫

放鬆小腿後側，排毒消水腫！

壓壓小腿後側

推薦給這樣的你

- □ 從事久站或外勤的工作
- □ 夏天一直待在冷氣房裡
- □ 傍晚時會覺得鞋子很緊

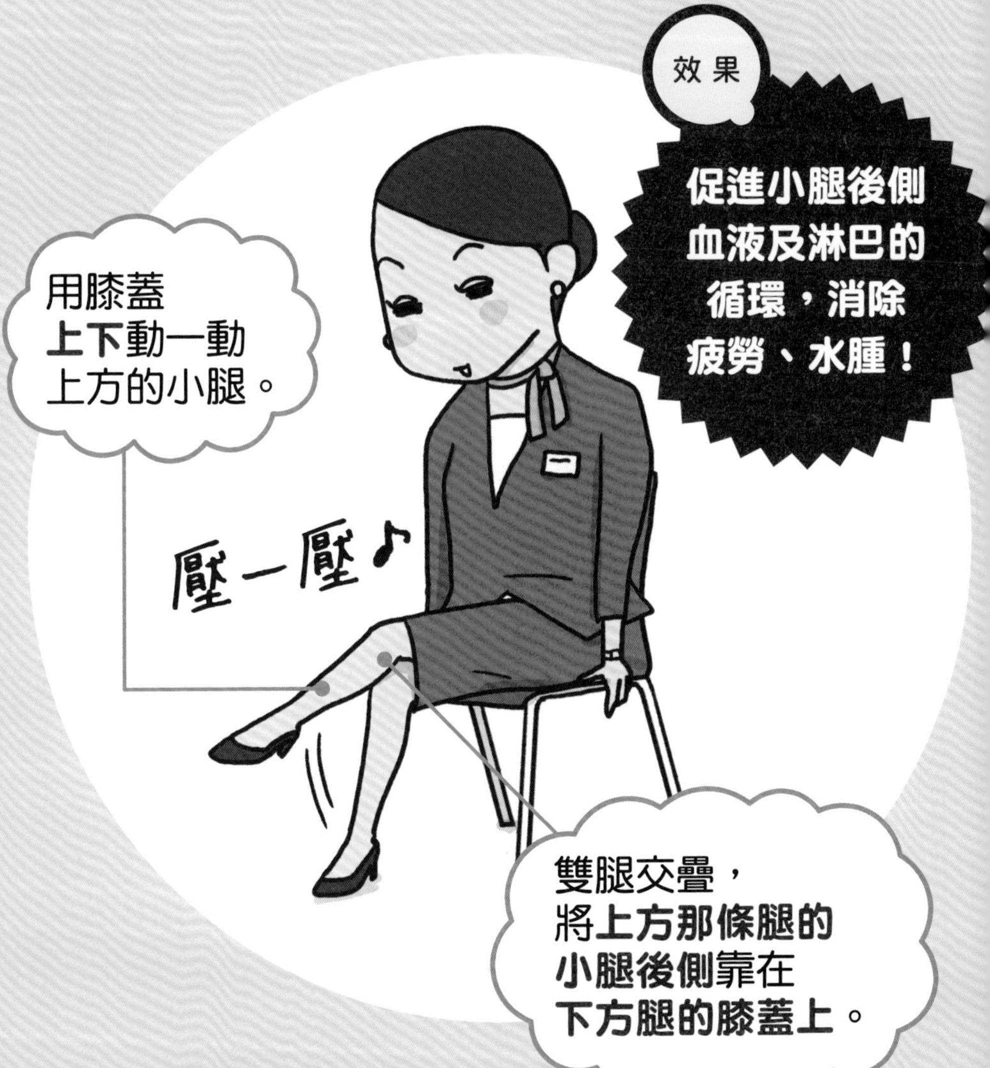

效果
促進小腿後側血液及淋巴的循環，消除疲勞、水腫！
用膝蓋上下動一動上方的小腿。
壓一壓♪
雙腿交疊，將上方那條腿的小腿後側靠在下方腿的膝蓋上。

壓壓小腿後側
消除腿部疲勞及水腫

小腿後側又被稱為第二心臟。

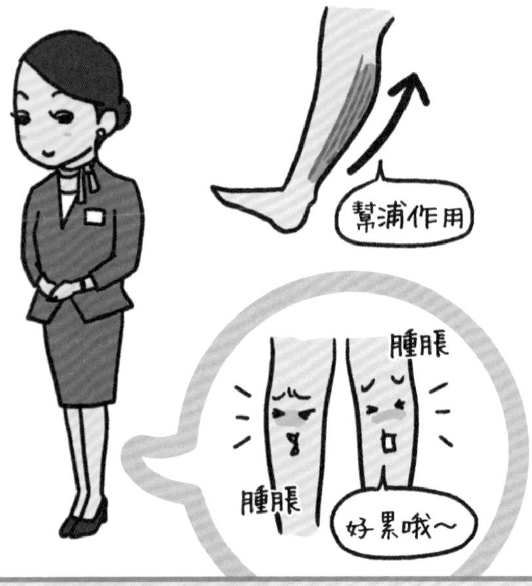
幫浦作用
腫脹
腫脹
好累哦～

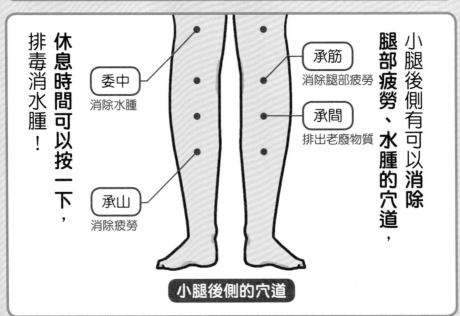

長時間的站立工作會影響血液及淋巴循環，**造成腿部疲勞及水腫！**

小腿後側有可以消除**腿部疲勞、水腫的穴道，**

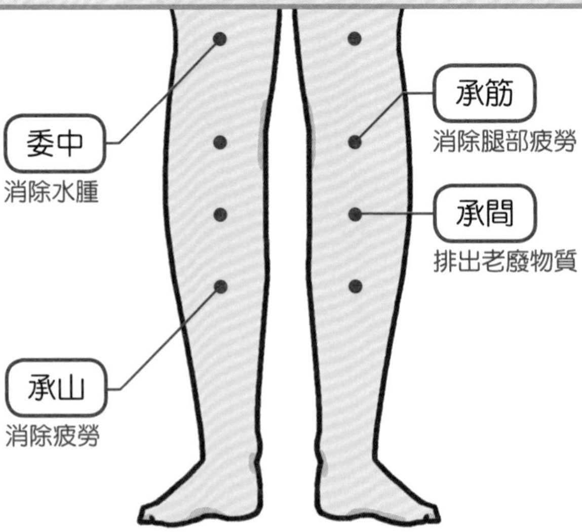
承筋
消除腿部疲勞
承間
排出老廢物質
委中
消除水腫
承山
消除疲勞

小腿後側的穴道

休息時間可以按一下，排毒消水腫！

Let's start!

坐在椅子上，雙腿交疊，用**膝蓋骨****按壓小腿後側**。

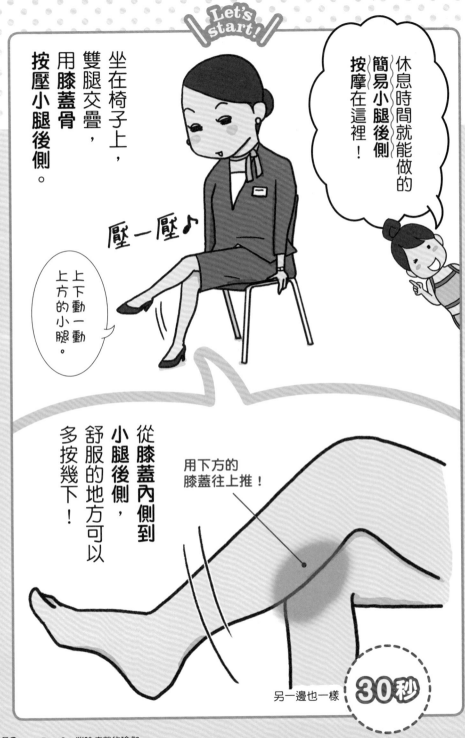

從**膝蓋內側**到**小腿後側**，舒服的地方可以多按幾下！

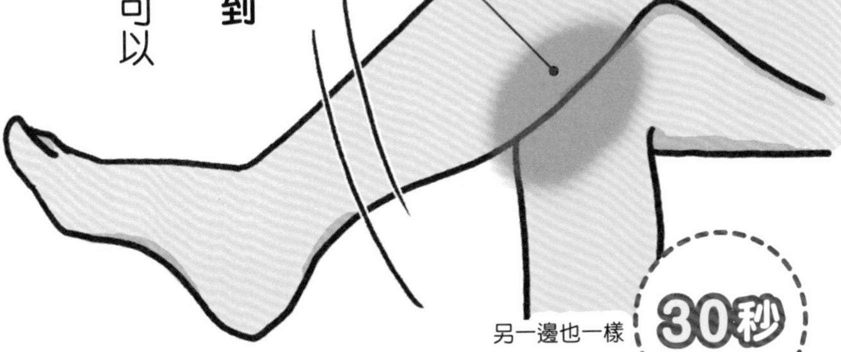

另一邊也一樣 **30秒**

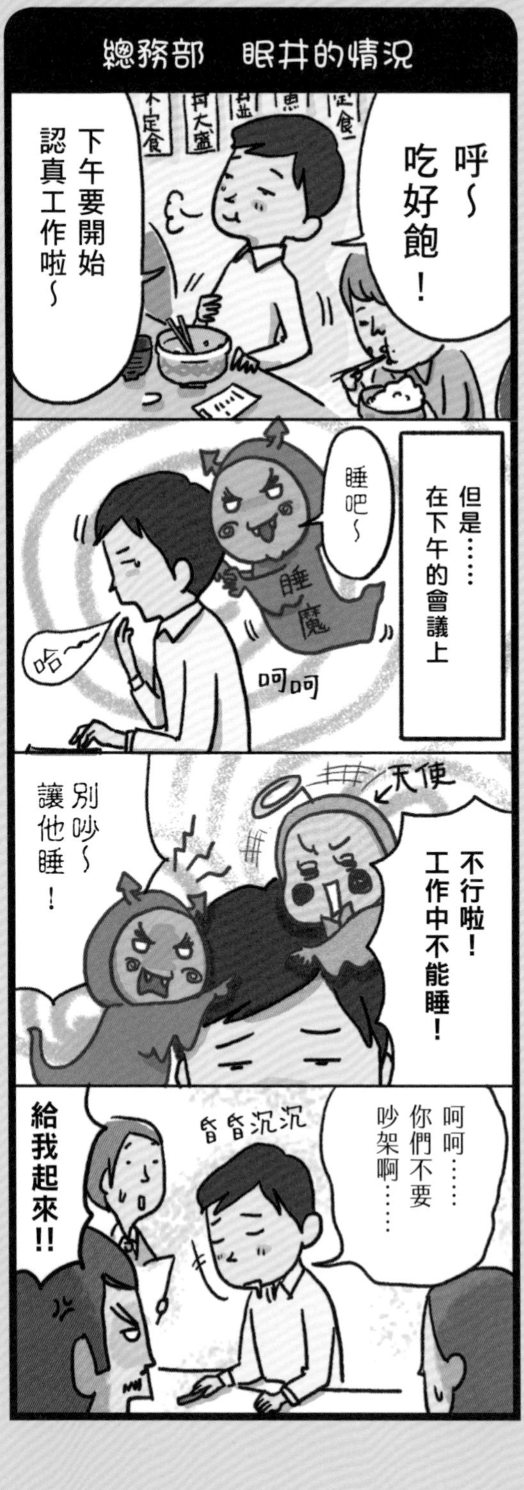
總務部　眠井的情況
呼～吃好飽！
下午要開始認真工作啦～
但是……在下午的會議上
睡吧～
睡魔
哈～
呵呵
不行啦！工作中不能睡！
天使
別吵～讓他睡！
呵呵……你們不要吵架啊……
昏昏沉沉
給我起來!!

想睡覺

工作中開始昏昏沉沉時，加速呼吸趕跑睡魔

生火的呼吸

推薦給
這樣的你

- □工作中容易昏沉想睡
- □想提升幹勁
- □開會前想防止睡意

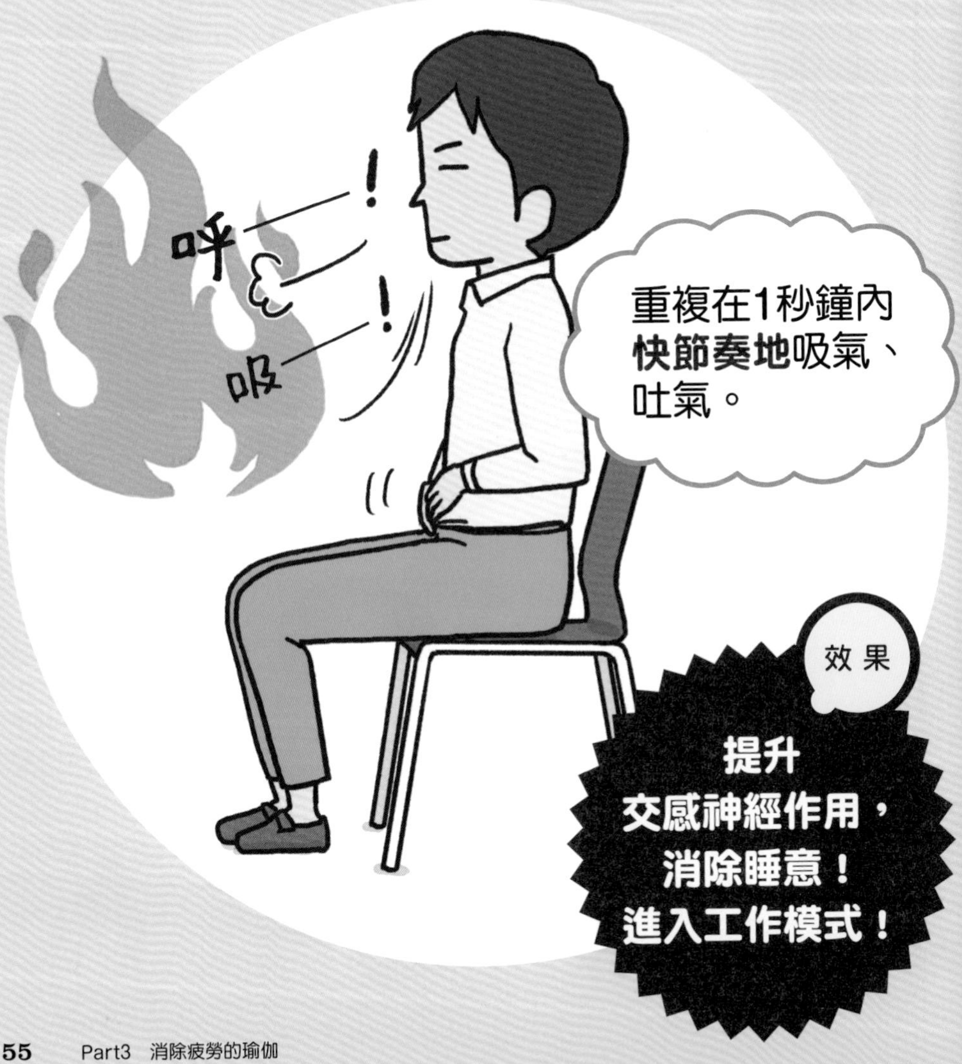

呼
吸
重複在1秒鐘內
快節奏地吸氣、
吐氣。
效果
提升
交感神經作用，
消除睡意！
進入工作模式！

用生火的呼吸消除睡意

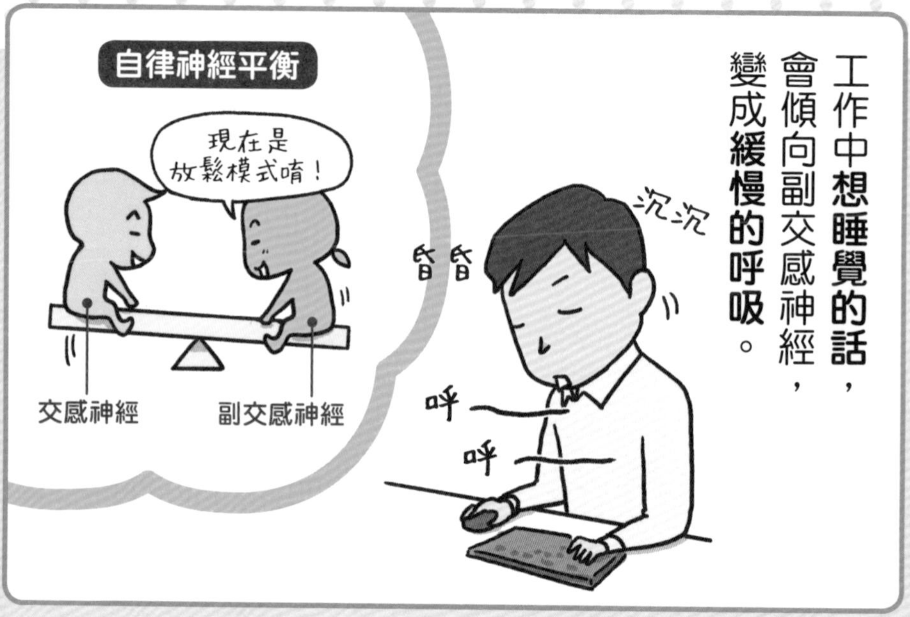
工作中想睡覺的話，會傾向副交感神經，變成緩慢的呼吸。
自律神經平衡
現在是放鬆模式唷！
交感神經
副交感神經
沉沉
昏昏
呼
呼

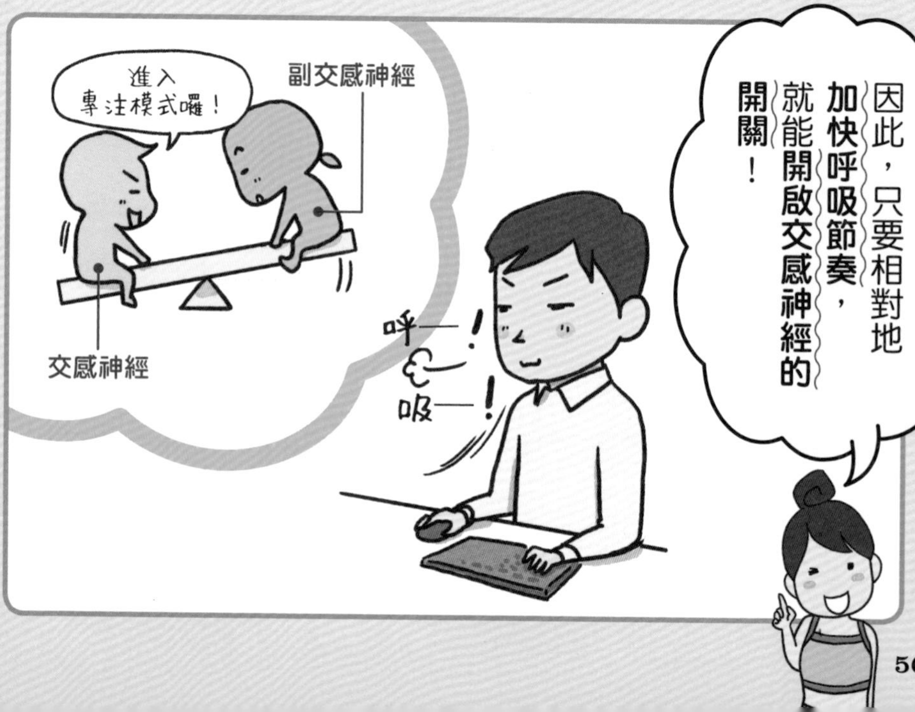
因此，只要相對地加快呼吸節奏，就能開啟交感神經的開關！
進入專注模式囉！
副交感神經
交感神經
呼—！
吸—！

Let's start!

在瑜伽中又稱為風箱的呼吸（Bhastrika）

想像**在生火的樣子**，用**快節奏**一鼓作氣地吸氣、吐氣，將空氣往前送。

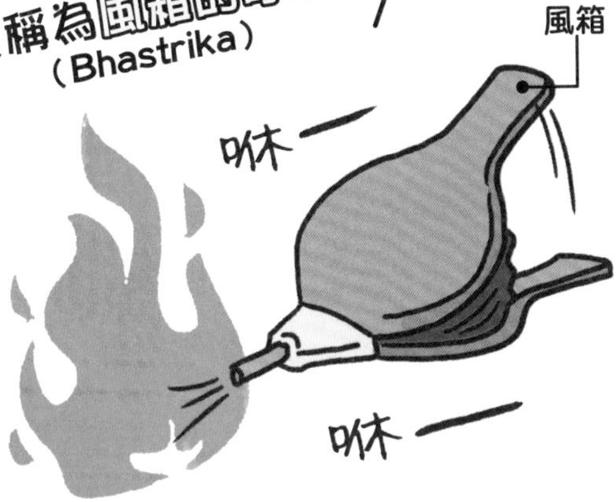

以**1秒為間隔**，重複進行**吐氣、吸氣**。

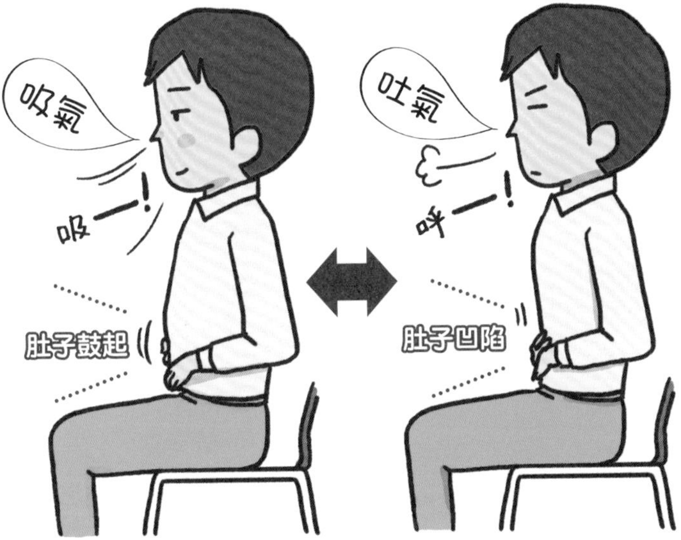

5次

⚠注意事項

- **飯後不要馬上做**
- **若覺得暈眩要馬上停止**

這種呼吸方式會使橫膈膜及腹肌快速動作，所以要避免在餐後進行。如果覺得暈眩請馬上停止。

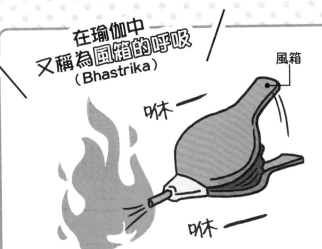

Column 2

推薦給
睡不著的人！

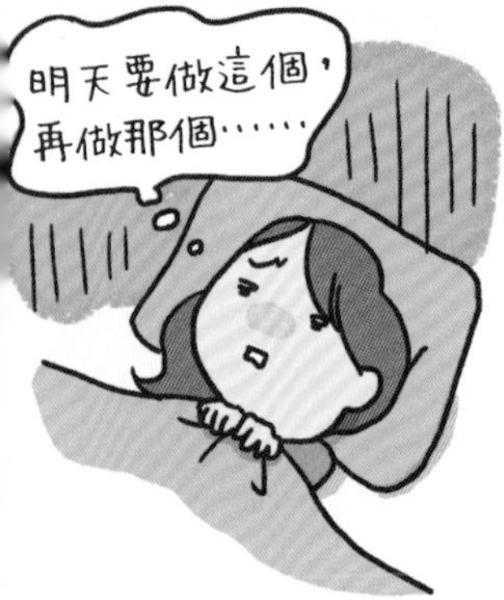

明天要做這個，
再做那個……

想事情睡不著的時候做
骨盆敞開的動作

在棉被中想東想西，都是工作的事，想到睡不著……這種時候就試試「骨盆敞開的動作」吧。骨盆有從傍晚到晚上時打開，早上時閉合的傾向。有意識地將骨盆打開，加深呼吸，讓身體進入放鬆模式，就會慢慢有睡意了。

做法

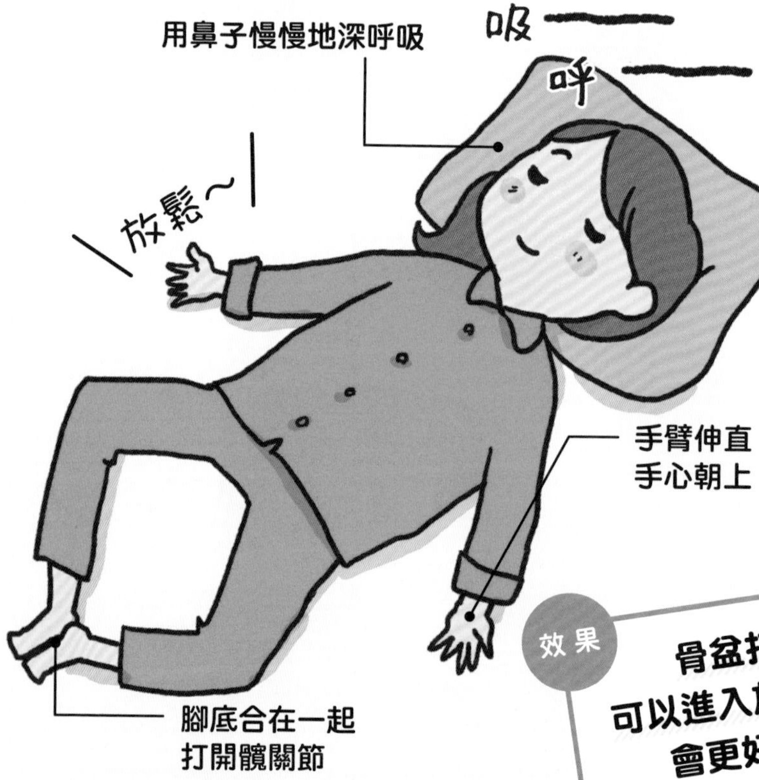

用鼻子慢慢地深呼吸
吸——
呼——
放鬆～
手臂伸直
手心朝上
腳底合在一起
打開髖關節

效果

骨盆打開後
可以進入放鬆模式，
會更好入睡。

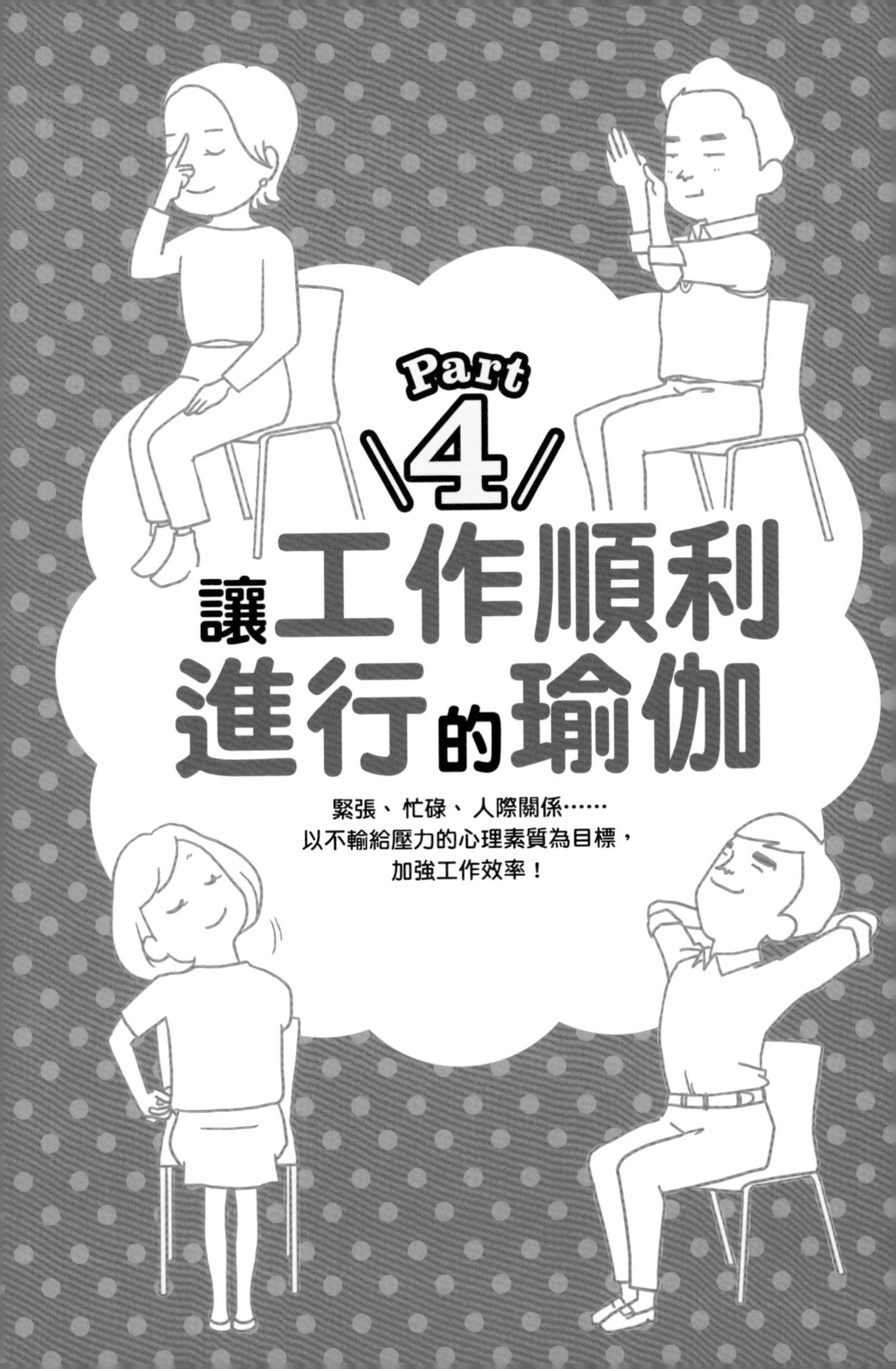

Part 4

讓工作順利進行的瑜伽

緊張、忙碌、人際關係……
以不輸給壓力的心理素質為目標，
加強工作效率！

焦躁

日與月的呼吸

抑制怒氣，讓心情穩定

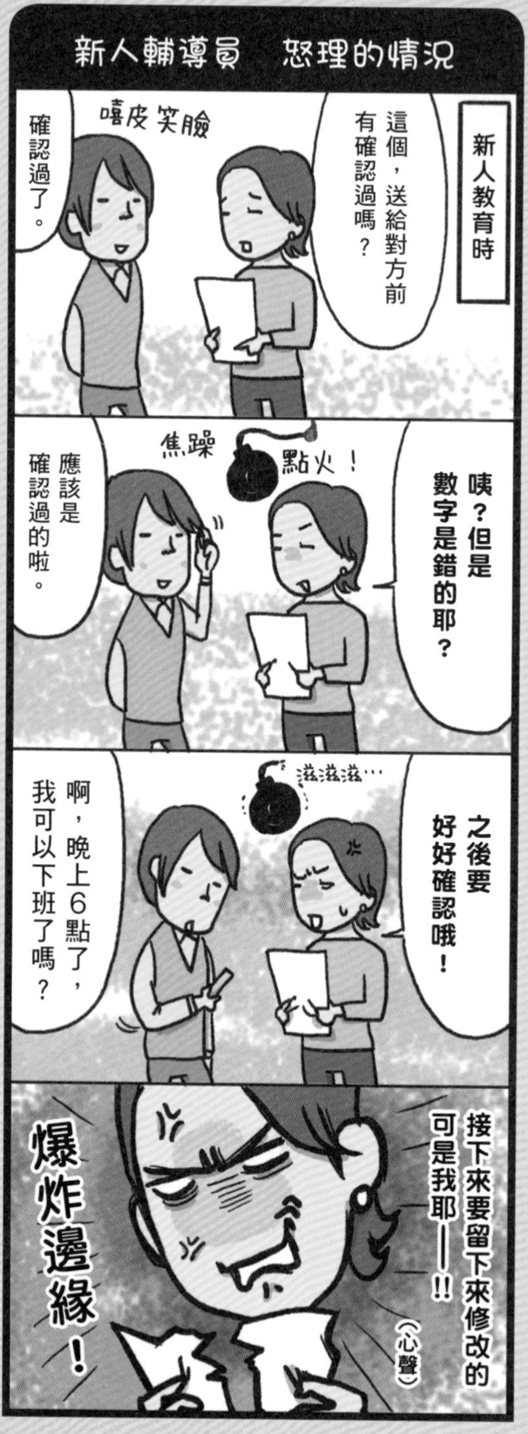
新人輔導員　怒理的情況
新人教育時
這個，送給對方前有確認過嗎？
嘻皮笑臉
確認過了。
咦？但是數字是錯的耶？
點火！
焦躁
應該是確認過的啦。
之後要好好確認哦！
滋滋滋…
啊，晚上6點了，我可以下班了嗎？
接下來要留下來修改的可是我耶——!!
(心聲)
爆炸邊緣！

推薦給這樣的你

- □因為人際關係而感到焦躁
- □不想因為憤怒而情緒爆發
- □因為太忙碌，無法維持輕鬆的心情

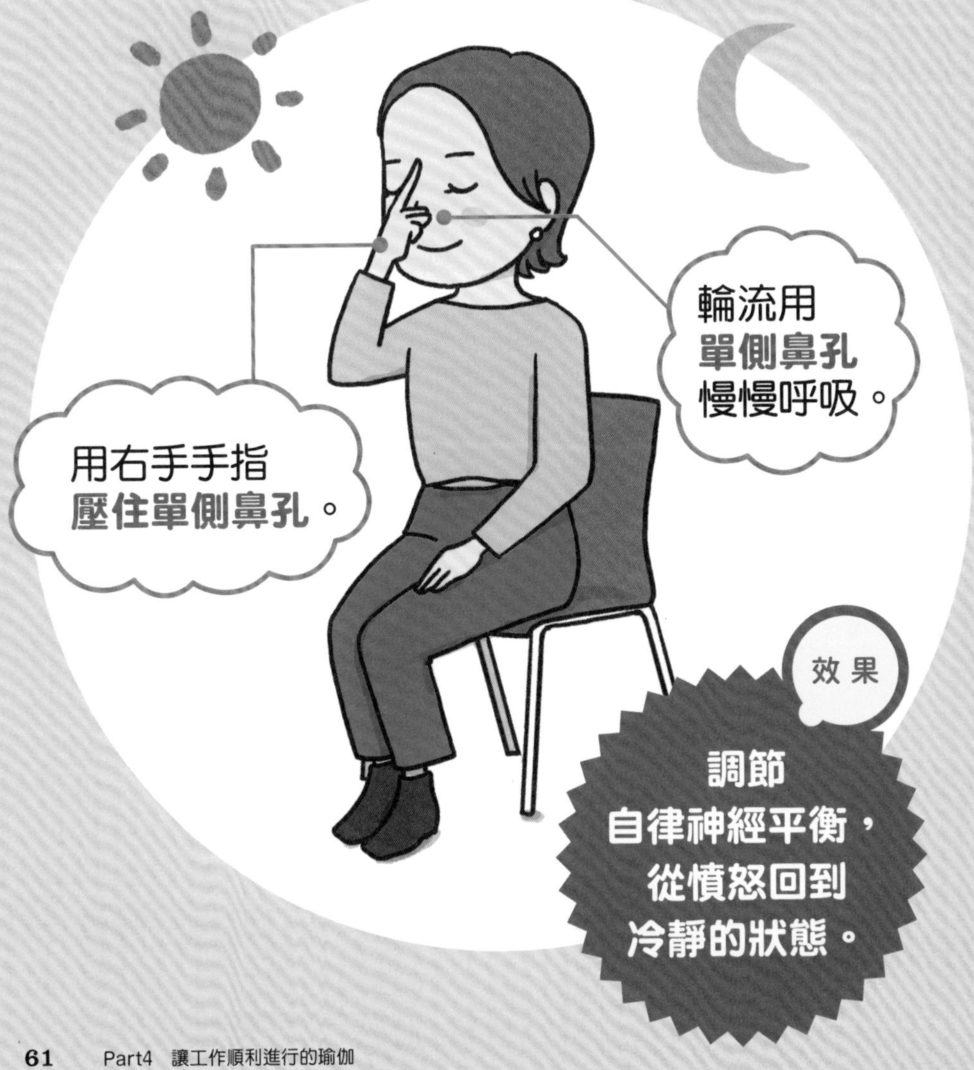
用右手手指
壓住單側鼻孔。
輪流用
單側鼻孔
慢慢呼吸。
效果
調節
自律神經平衡，
從憤怒回到
冷靜的狀態。

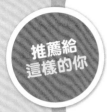

用日與月的呼吸抑制焦躁感

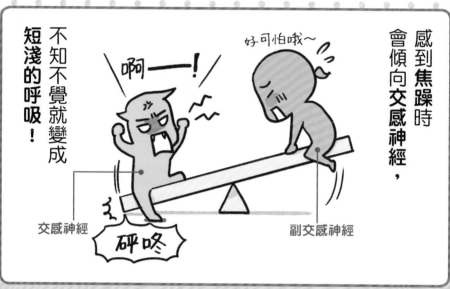

感到焦躁時會傾向交感神經，

不知不覺就變成**短淺的呼吸！**

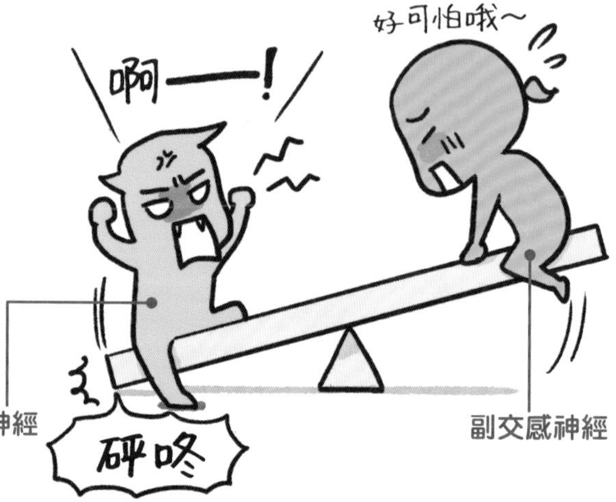
好可怕哦～
啊——！
交感神經
副交感神經
砰咚

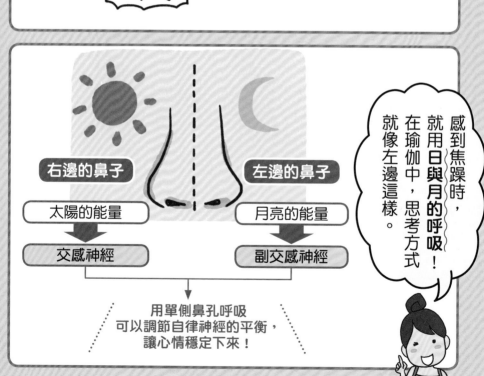

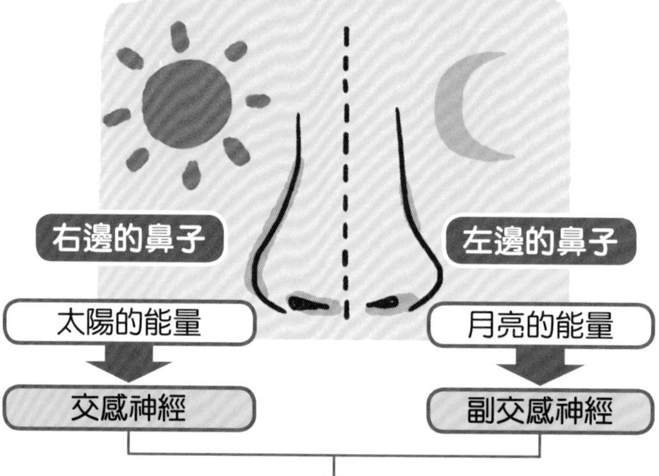
右邊的鼻子
太陽的能量
交感神經
左邊的鼻子
月亮的能量
副交感神經

用單側鼻孔呼吸
可以調節自律神經的平衡，
讓心情穩定下來！

感到焦躁時，
就用日與月的呼吸！
在瑜伽中，思考方式
就像左邊這樣。

Let's start!

1

右手食指按在眉間。

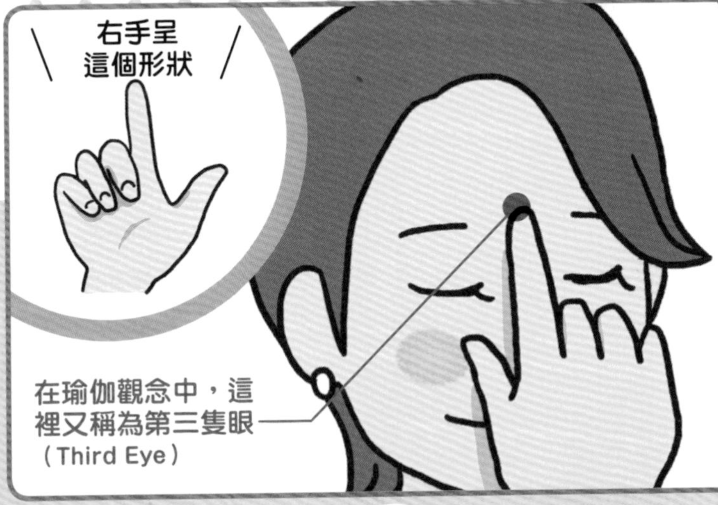

右手呈這個形狀
在瑜伽觀念中，這裡又稱為第三隻眼（Third Eye）

2

用中指關節按住左鼻孔，**從右鼻孔慢慢吸氣。**

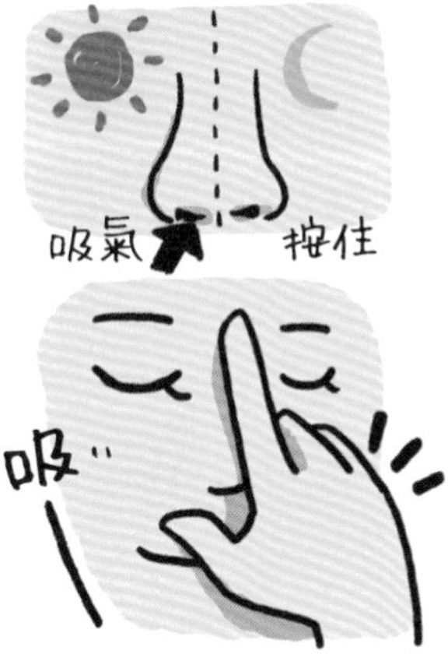

吸氣
按住
吸…

3

大拇指按住右鼻孔，放開中指，**從左鼻孔慢慢吐氣。**

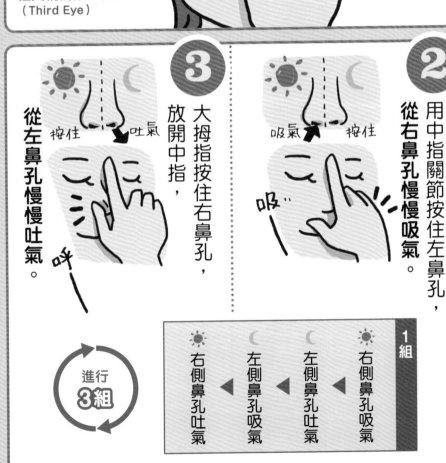

按住
吐氣
呼

1組：右側鼻孔吸氣 ▶ 左側鼻孔吐氣 ▶ 左側鼻孔吸氣 ▶ 右側鼻孔吐氣

進行**3組**

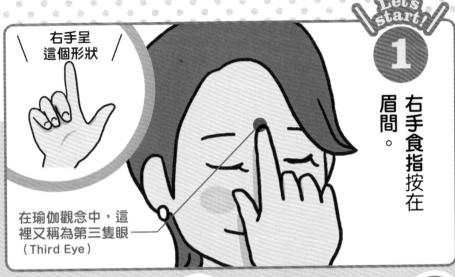

專注力

聚焦於一點，提升專注力 上半身的鷹式

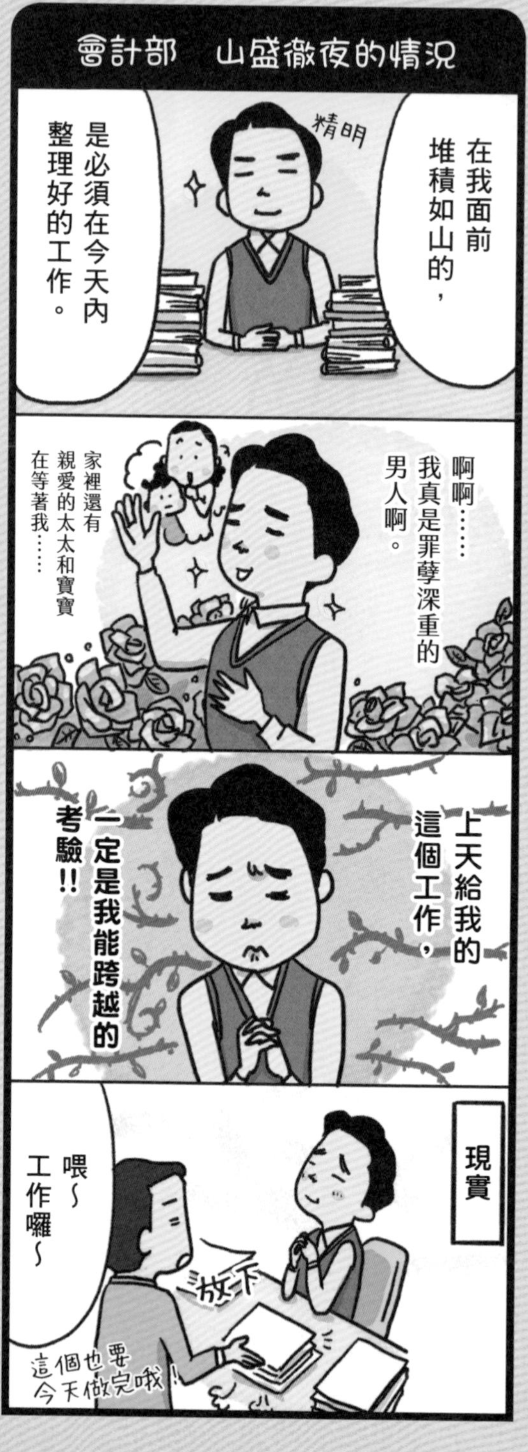
會計部　山盛徹夜的情況
精明
在我面前堆積如山的，
是必須在今天內整理好的工作。
啊啊……我真是罪孽深重的男人啊。
家裡還有親愛的太太和寶寶在等著我……
上天給我的這個工作，
一定是我能跨越的考驗!!
現實
喂～工作囉～
放下
這個也要今天做完哦！

推薦給這樣的你

- □ 無法專心的時候
- □ 進行繁瑣的審查作業時
- □ 需要提升幹勁時

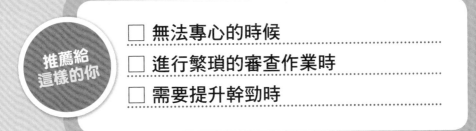

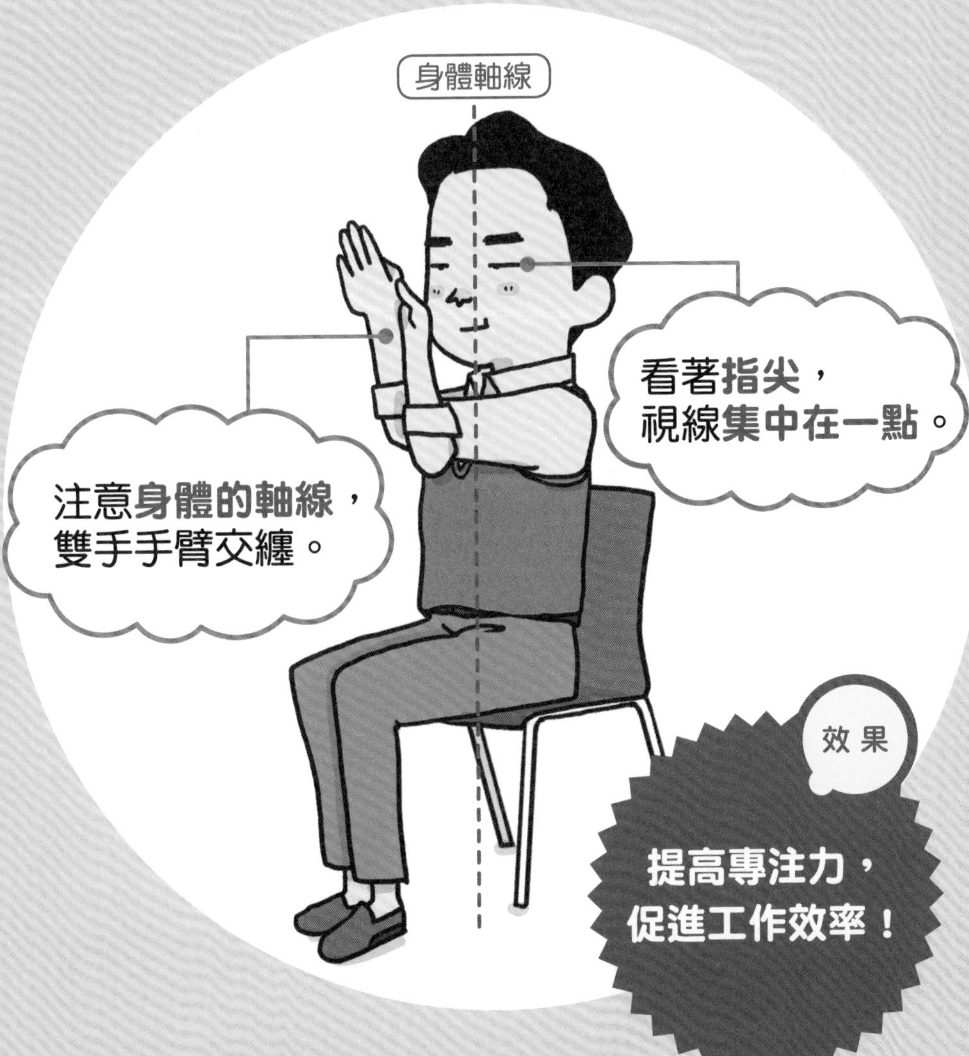
身體軸線
看著指尖，
視線集中在一點。
注意身體的軸線，
雙手手臂交纏。
效果
提高專注力，
促進工作效率！

動作講解

用上半身的鷹式提高專注力！

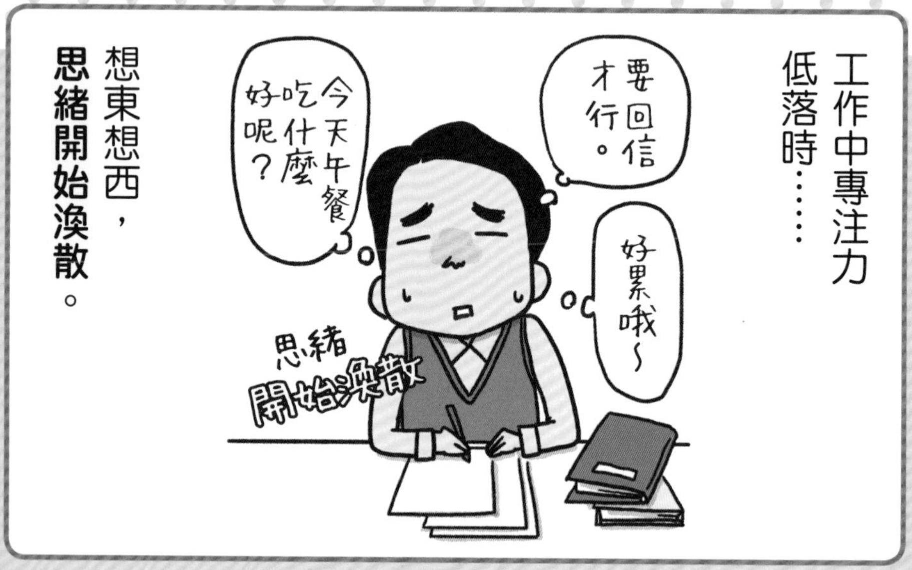
工作中專注力低落時……
要回信才行。
好累哦～
今天午餐吃什麼好呢？
思緒開始渙散
想東想西，思緒開始渙散。

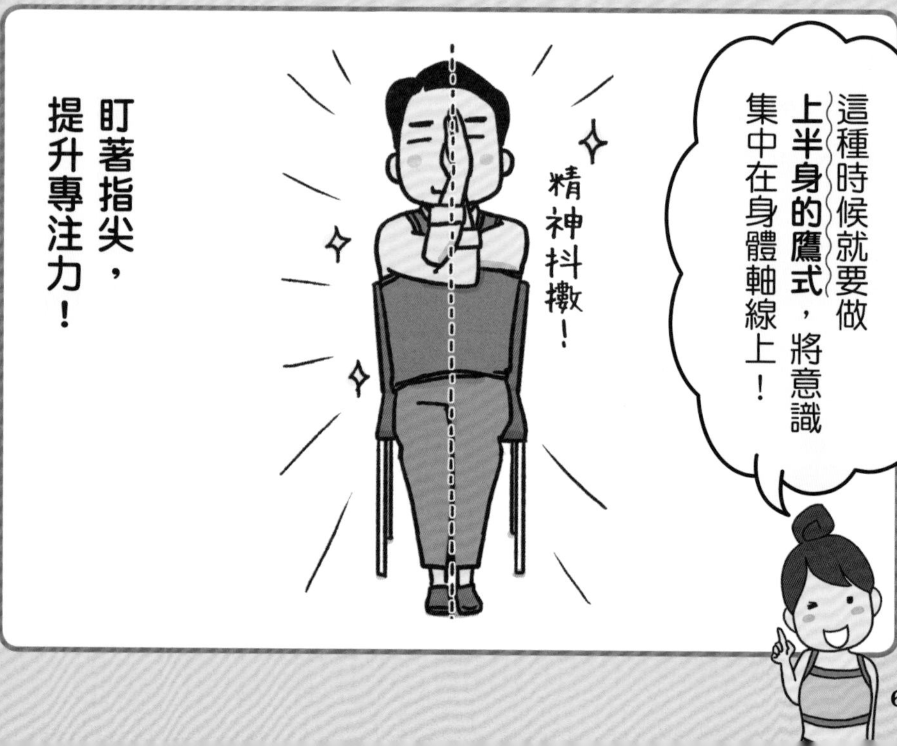
這種時候就要做上半身的鷹式，將意識集中在身體軸線上！
精神抖擻！
盯著指尖，提升專注力！

Let's start!

1

坐在椅子上，背部挺直，雙腳併攏。

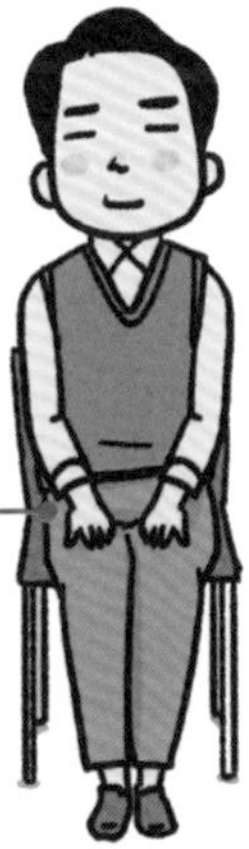
坐骨貼在椅面上（參照P.19）

2

右手臂放在下方，雙手交叉在身體前側。

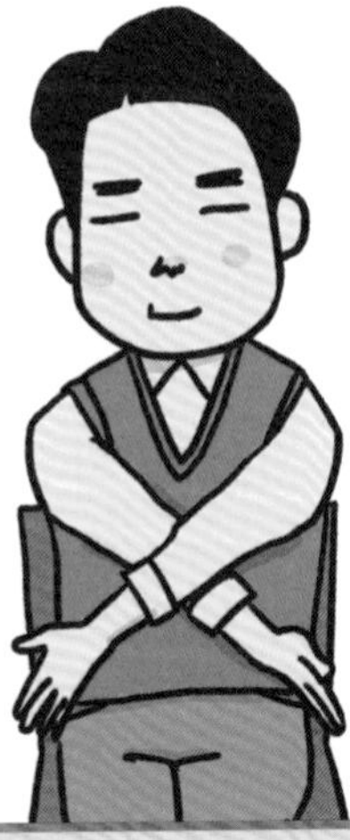

3

手肘往上彎曲，手臂交纏，兩隻手掌貼合。（做不到的話用手背也OK）

眼睛盯著指尖，維持這個姿勢。

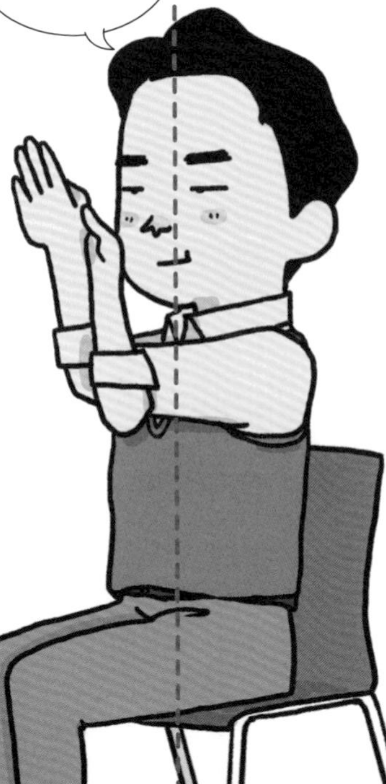
注意身體的
軸線！

維持動作
慢慢做
3次呼吸

手換邊，
再做一樣的動作

想像從鼻子
吐氣到手上！

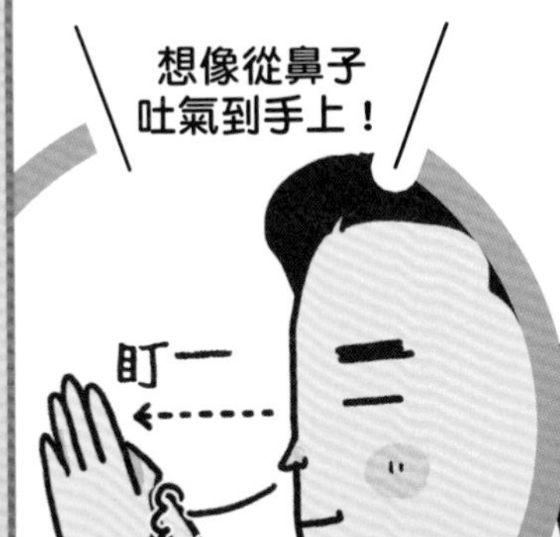
盯—
呼—

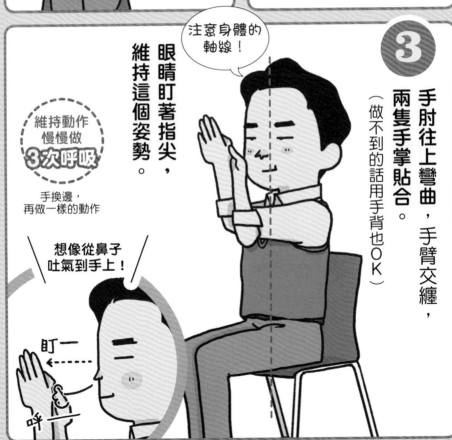

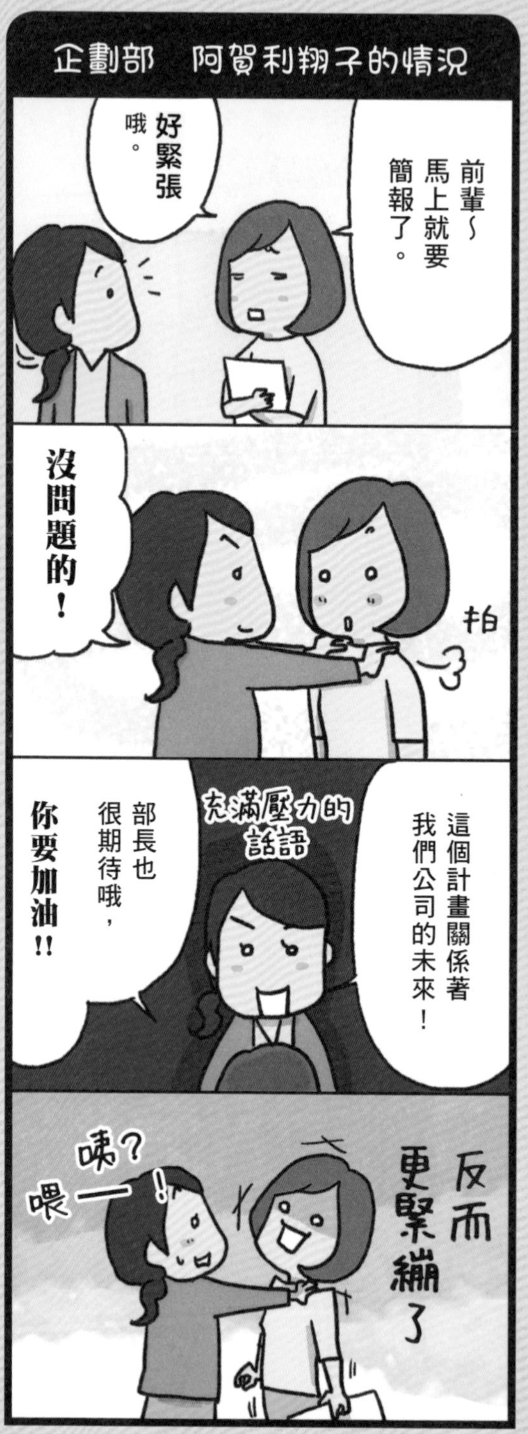
企劃部　阿賀利翔子的情況
前輩～馬上就要簡報了。
好緊張哦。
沒問題的！
拍
這個計畫關係著我們公司的未來！
充滿壓力的話語
部長也很期待哦，
你要加油!!
咦？
喂——！
反而更緊繃了

緊張

消除肩膀出力的動作

放鬆緊繃的脖子、肩膀，同時也放鬆心情

推薦給這樣的你

- □簡報之前想消除緊張感
- □面試前覺得緊張，想冷靜下來
- □壓力大，脖子和肩膀都很緊繃

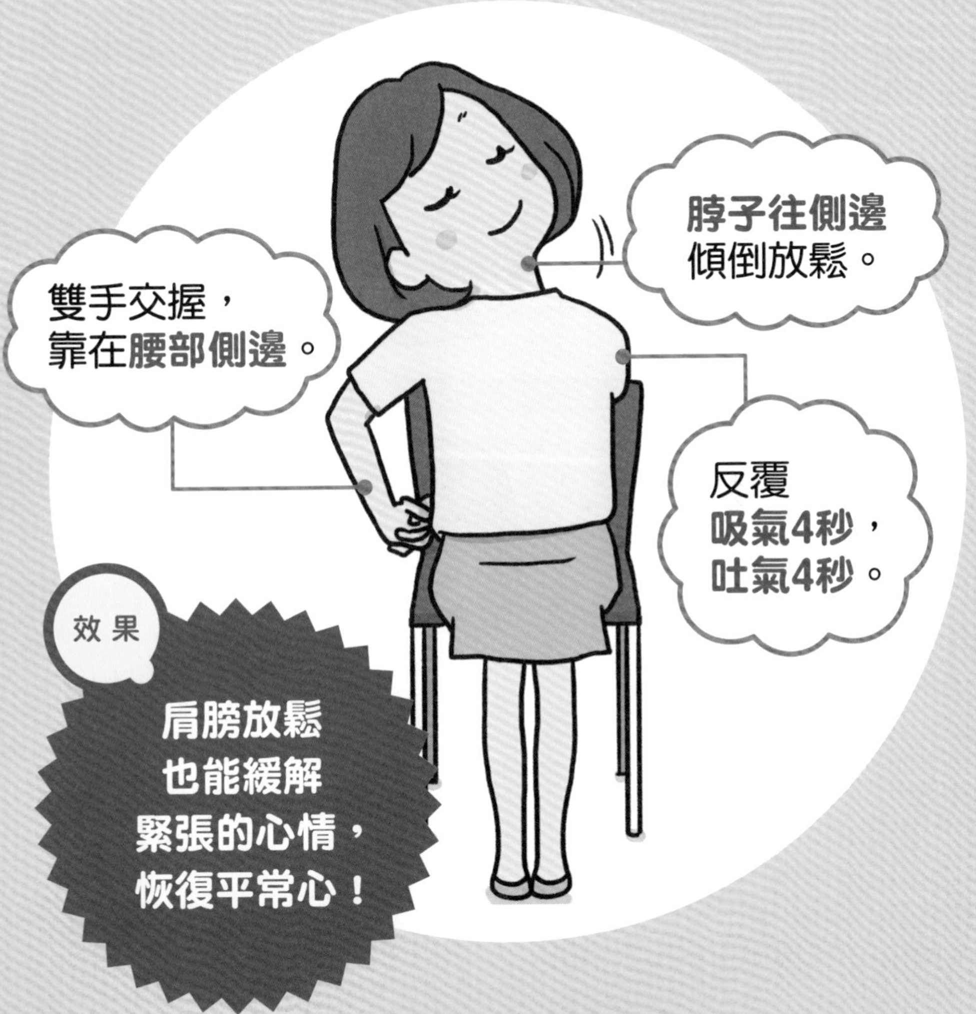
脖子往側邊傾倒放鬆。
雙手交握，靠在腰部側邊。
反覆吸氣4秒，吐氣4秒。
效果
肩膀放鬆也能緩解緊張的心情，恢復平常心！

用消除肩膀出力的動作緩解內心的緊張感！

重要的報告及面試前，**緊張的精神壓力**會刺激交感神經作用，

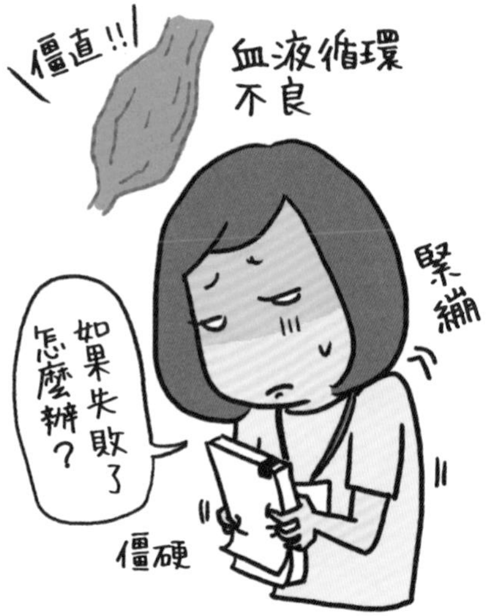
僵直!!
血液循環不良
緊繃
如果失敗了怎麼辦？
僵硬

讓脖子及肩膀的肌肉硬化，**呼吸也變得急促**！

這種時候就要做**消除肩膀出力的動作**來控制身體和呼吸！

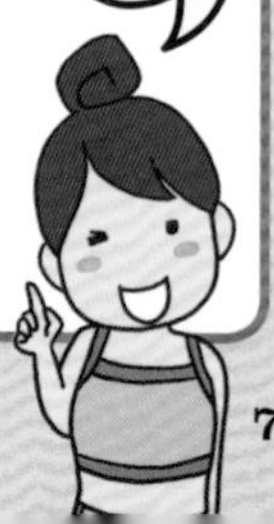

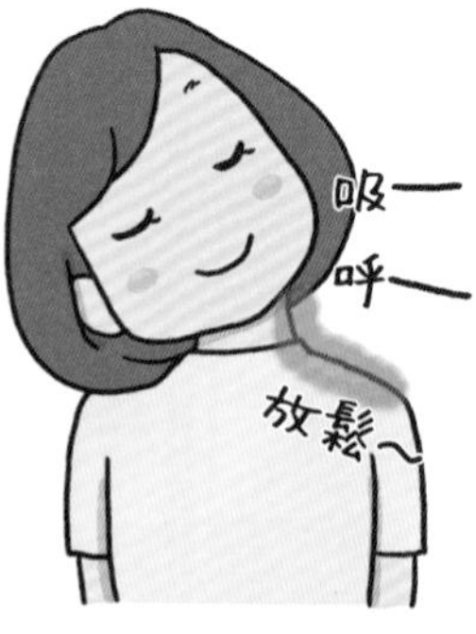
吸
呼
放鬆~

調整呼吸，**釋放肩膀多餘的力氣**，

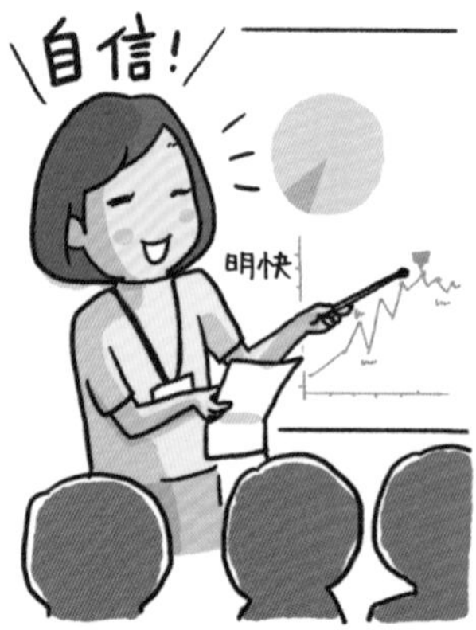
自信!
明快

就能恢復**自己平常的樣子**了！

Let's start!

1

先坐在椅子上，感覺臀部的**坐骨及腳底**。

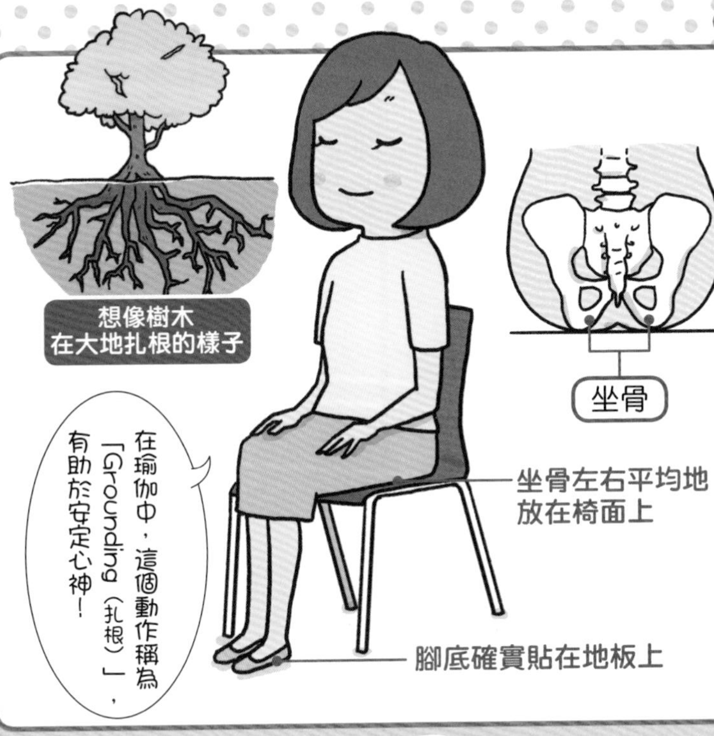
想像樹木
在大地扎根的樣子
在瑜伽中，這個動作稱為「Grounding（扎根）」，有助於安定心神！
坐骨
坐骨左右平均地
放在椅面上
腳底確實貼在地板上

2

肩膀放鬆，在背後**交握雙手**，**靠在腰部右側**。

3

將脖子往右邊倒，拉開肩膀和耳朵的距離。

以**吸氣4秒**，**吐氣4秒**的節奏反覆呼吸。

放鬆～

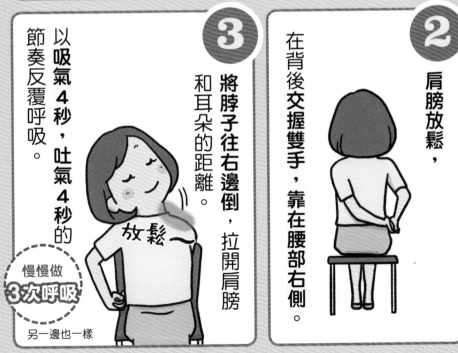

慢慢做
3次呼吸

另一邊也一樣

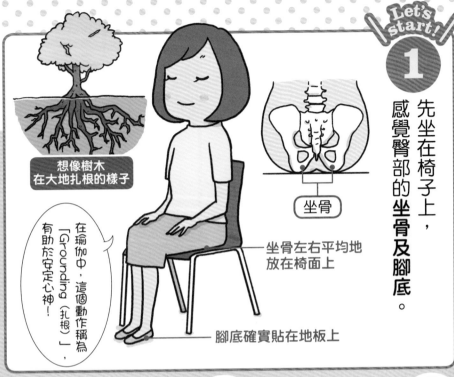

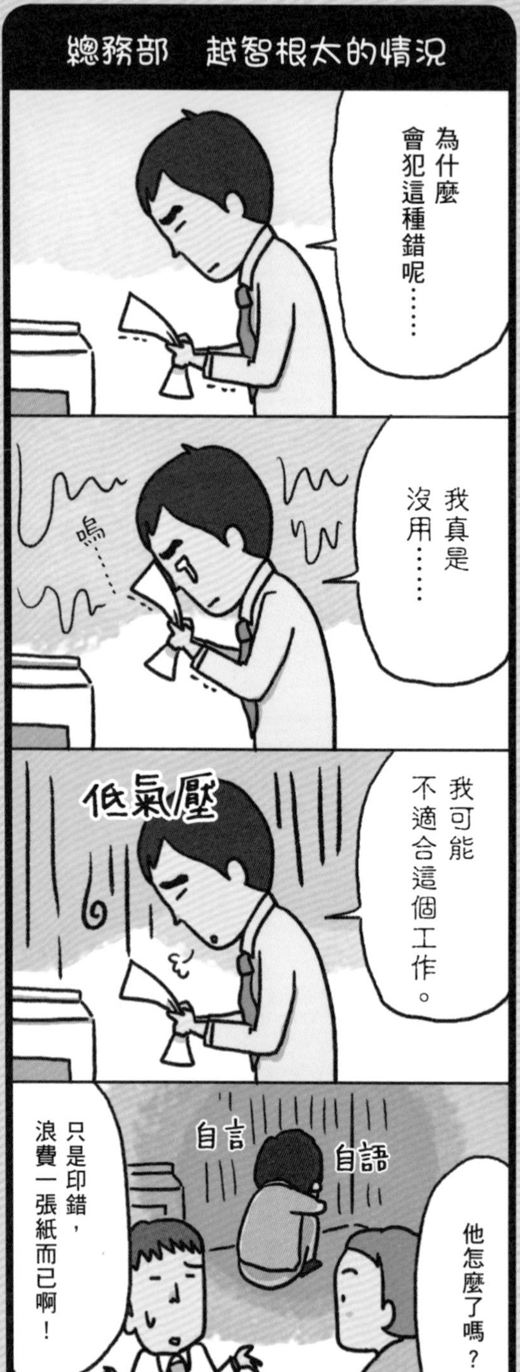
總務部　越智根太的情況
為什麼會犯這種錯呢……
我真是沒用……
嗚……
低氣壓
我可能不適合這個工作。
自言自語
他怎麼了嗎？
只是印錯，浪費一張紙而已啊！

沮喪

敞開胸膛就能變得正面積極！

積極向上的動作

推薦給這樣的你

- □因為工作失誤覺得沮喪時
- □不想把煩悶的情緒帶回家時
- □想增加自信時

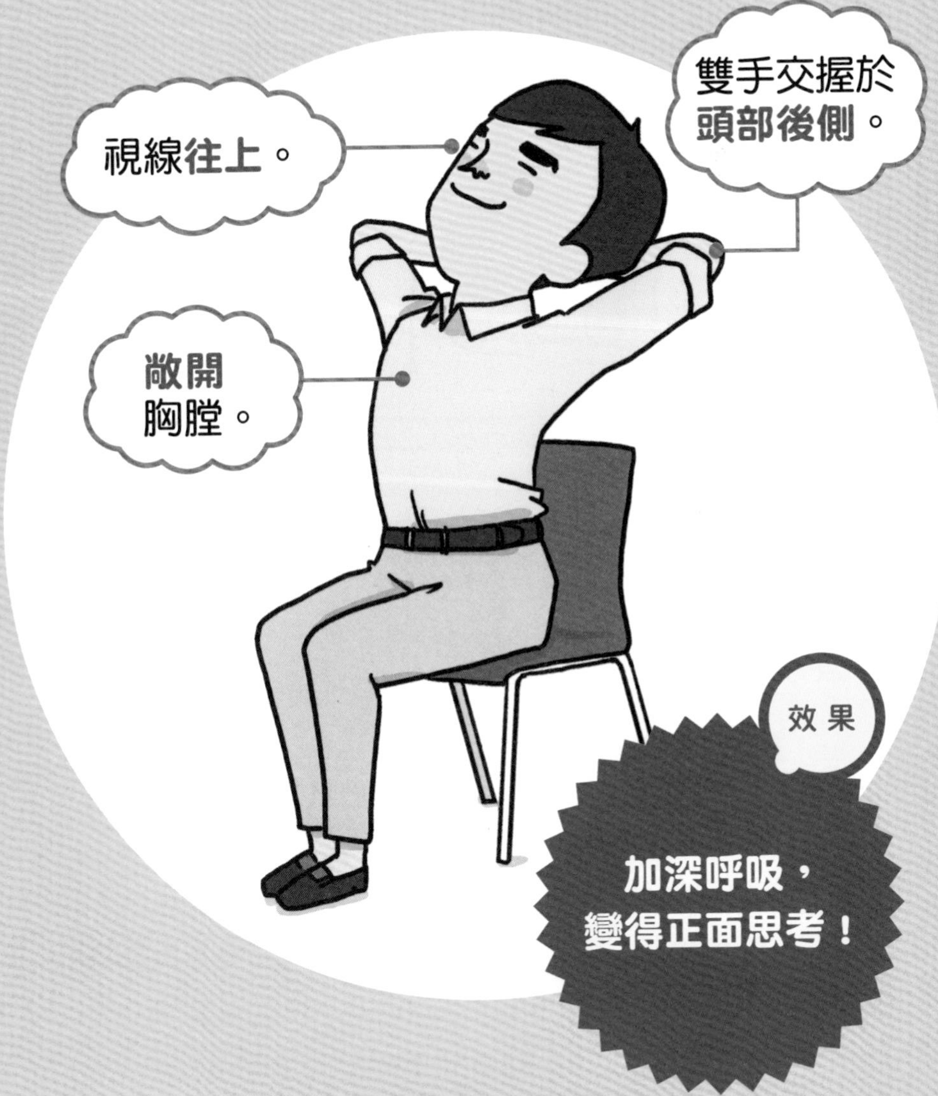
雙手交握於頭部後側。
視線往上。
敞開胸膛。
效果
加深呼吸，變得正面思考！

用積極向上的動作轉換心情！

因為工作而**感到沮喪時**
容易變成**駝背**的姿勢，

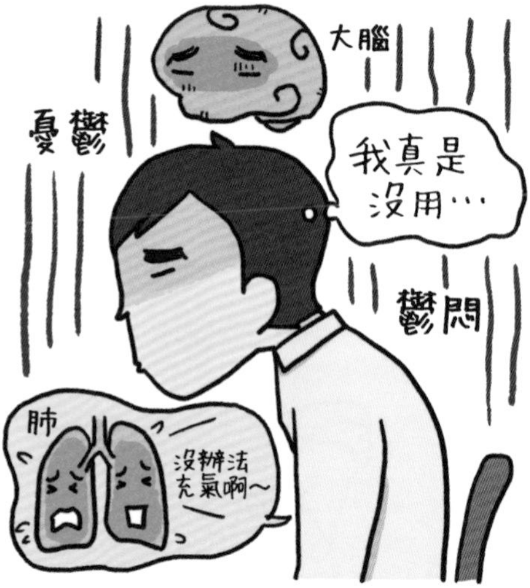
大腦
憂鬱
我真是沒用…
鬱悶
肺
沒辦法充氣啊～

胸口呈封閉狀時
呼吸就會變得短淺，
無法往腦部輸送充足的氧氣！

所以要敞開胸膛，
做**積極向上的動作**！

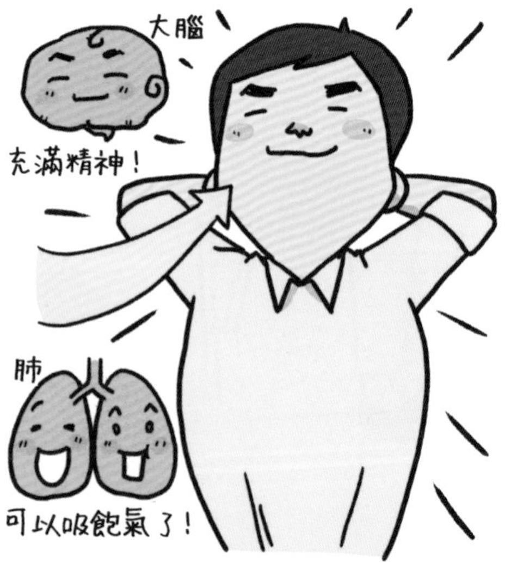
大腦
充滿精神！
肺
可以吸飽氣了！

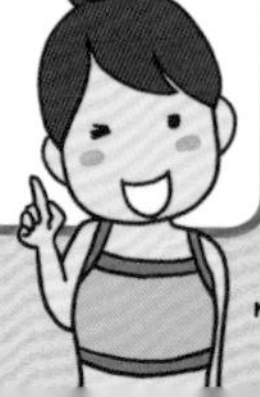

呼吸變得更順暢，
就能將**正面能量**吸進體內！

Let's start!

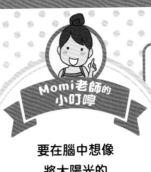

Momi老師的小叮嚀

要在腦中想像
將太陽光的
能量吸進胸口！

1 坐在椅子上，背部挺直，**雙手交握放在頭部後側**。

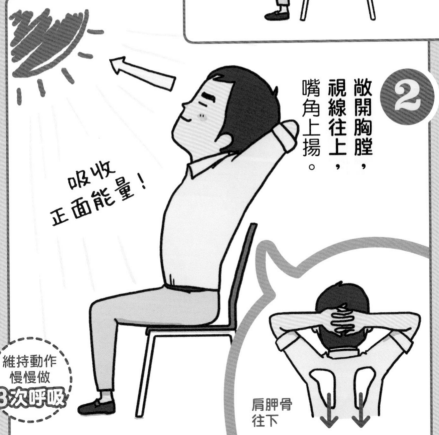

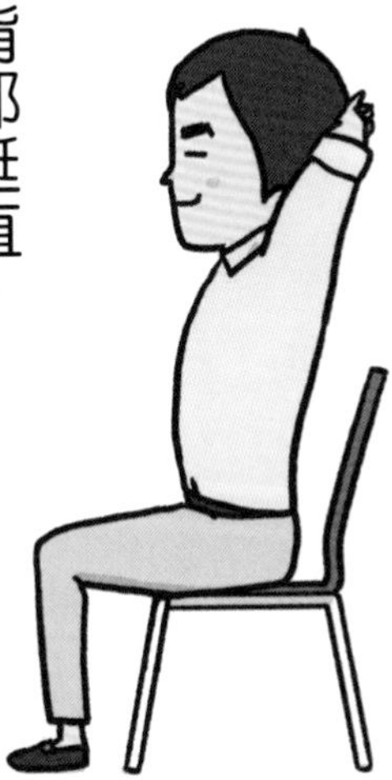

2 敞開胸膛，**視線往上**，嘴角上揚。

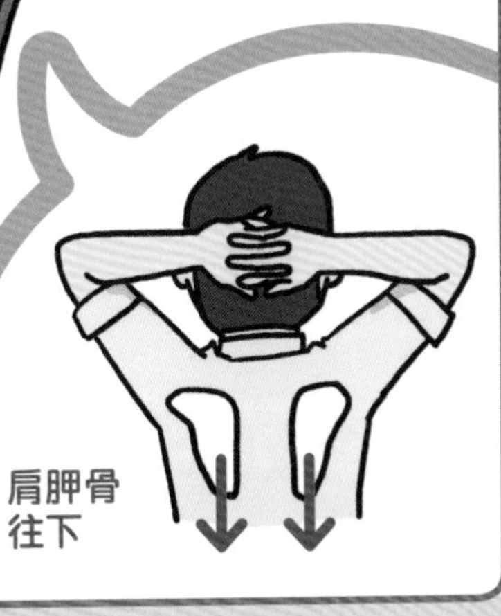

維持動作
慢慢做
3次呼吸

Column 3

推薦給通勤中的人！

在人擠人的電車上感到壓力時用

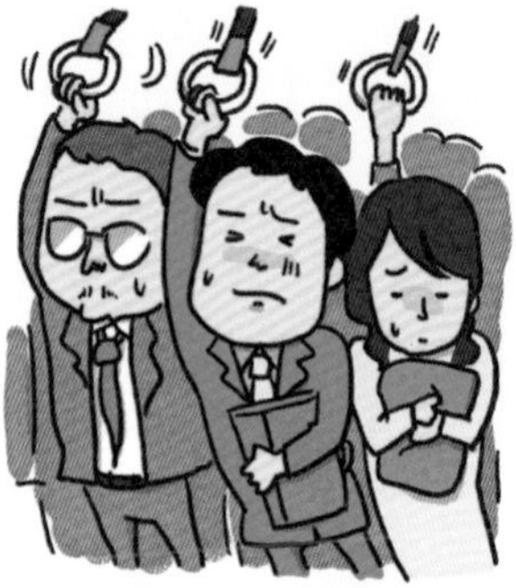

浪聲的呼吸

在擠滿人的通勤電車中感到焦躁時，可以在車內或是車站的月台等處進行「浪聲的呼吸」。將喉嚨深處稍微閉合，像是哼出波浪的聲音一樣，用鼻子輕柔緩慢地呼吸，提升副交感神經功能，讓心情穩定。這又稱為「勝利呼吸（Ujjayi Breath）」，在想要放鬆的時候使用，效果非常好。

做法

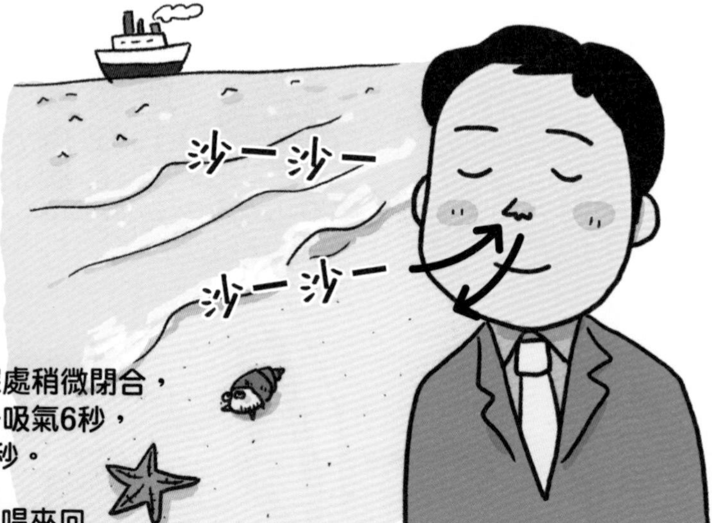

喉嚨深處稍微閉合，
從鼻子吸氣6秒，
吐氣8秒。

像在哼唱來回
拍打的浪聲一樣，
用喉嚨深處發聲。

重複
3次

效果

緩慢輕柔的呼吸可以提升副交感神經作用，讓身心感到放鬆。

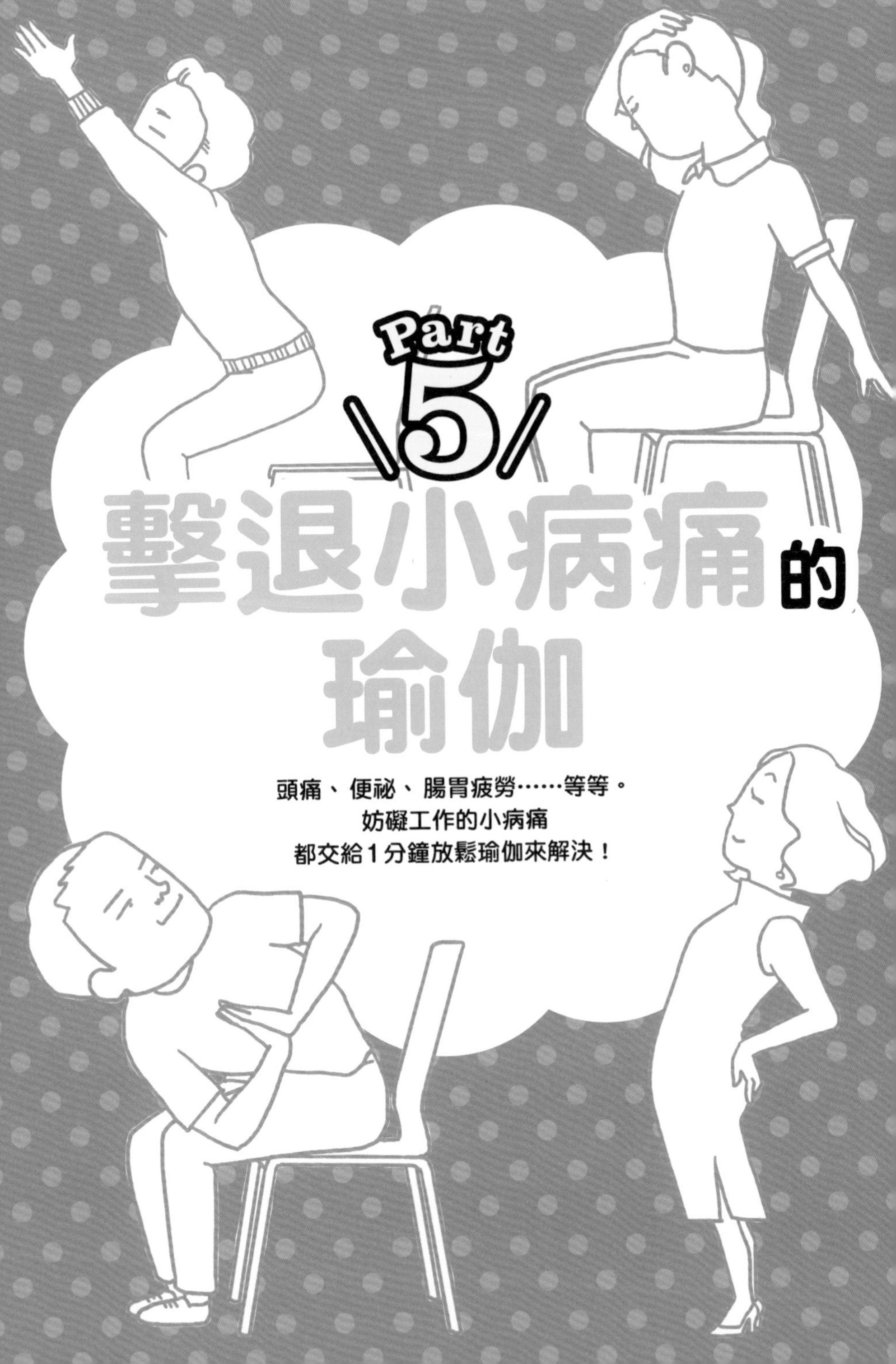

Part 5 擊退小病痛的瑜伽

頭痛、便祕、腸胃疲勞……等等。
妨礙工作的小病痛
都交給1分鐘放鬆瑜伽來解決！

頭痛

頸部放鬆的動作

放鬆僵硬的頸部後側就能消除頭痛了！

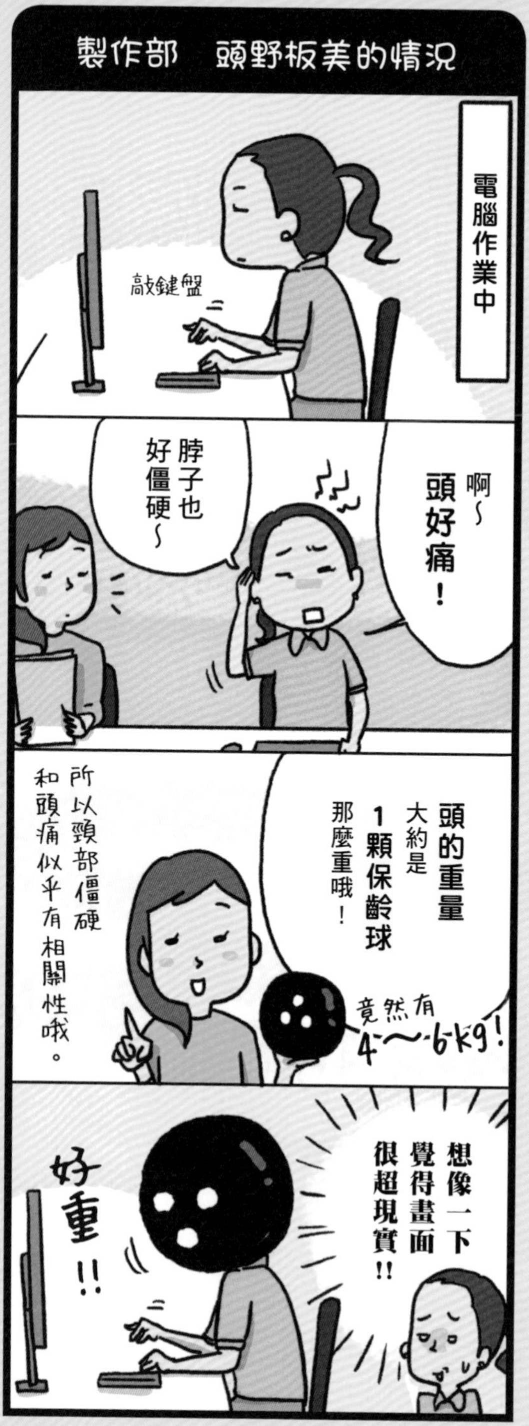
製作部　頭野板美的情況
電腦作業中
敲鍵盤
啊～頭好痛！
脖子也好僵硬～
頭的重量大約是1顆保齡球那麼重哦！
竟然有4～6kg!
所以頸部僵硬和頭痛似乎有相關性哦。
想像一下覺得畫面很超現實!!
好重!!

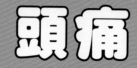

推薦給這樣的你

- □ 忙碌時容易頭痛
- □ 頸部後側容易僵硬
- □ 工作經常用到電腦

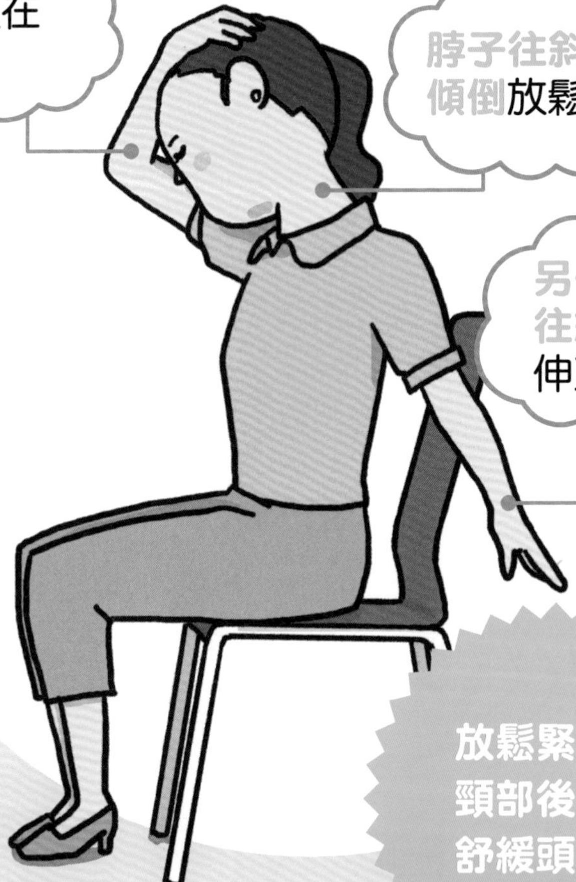
將手放在頭上。
脖子往斜前方傾倒放鬆。
另一隻手臂往斜後方伸直。

效果

放鬆緊繃的頸部後側，舒緩頭痛。

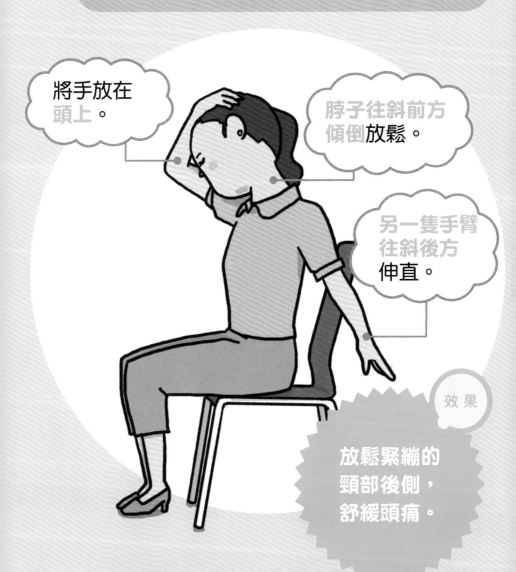

用頭部放鬆的動作改善頭痛

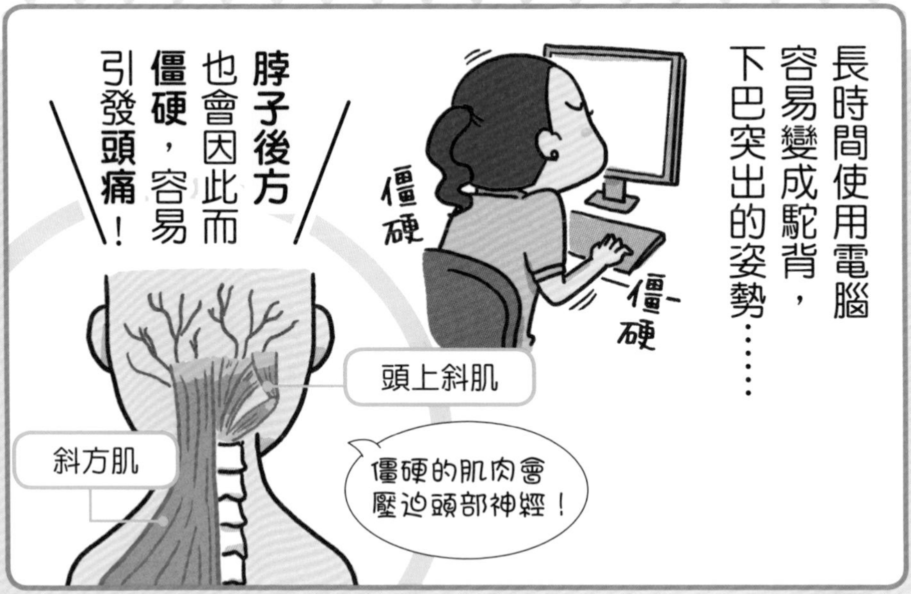
長時間使用電腦容易變成駝背，下巴突出的姿勢……
僵硬
僵硬
脖子後方也會因此而僵硬，容易引發頭痛！
頭上斜肌
斜方肌
僵硬的肌肉會壓迫頭部神經！

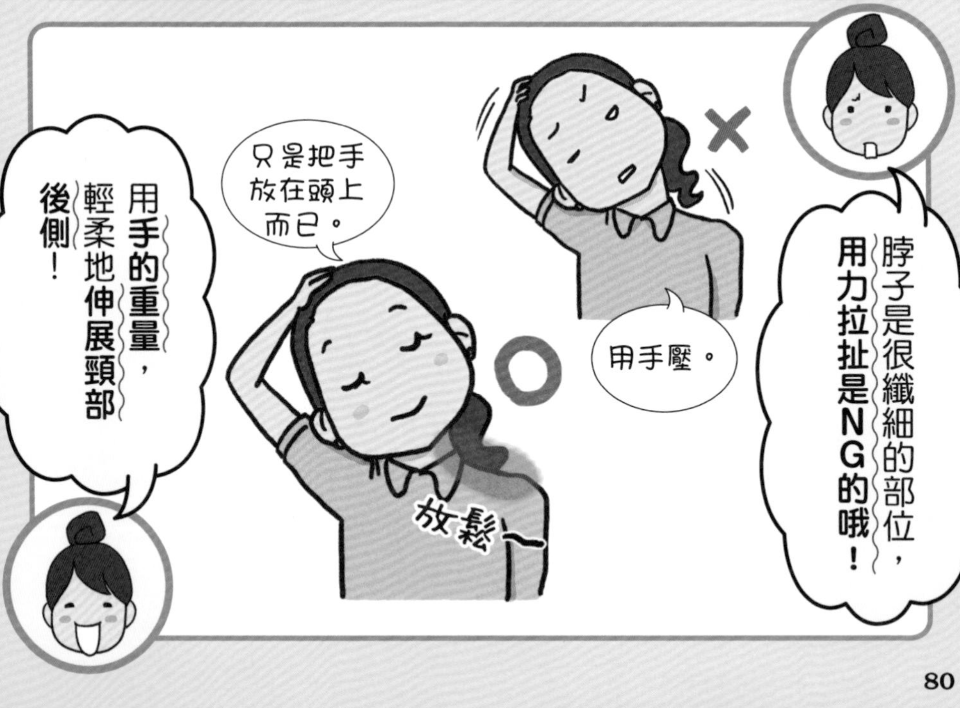
脖子是很纖細的部位，用力拉扯是NG的哦！
用手壓。
只是把手放在頭上而已。
放鬆～
用手的重量，輕柔地伸展頭部後側！

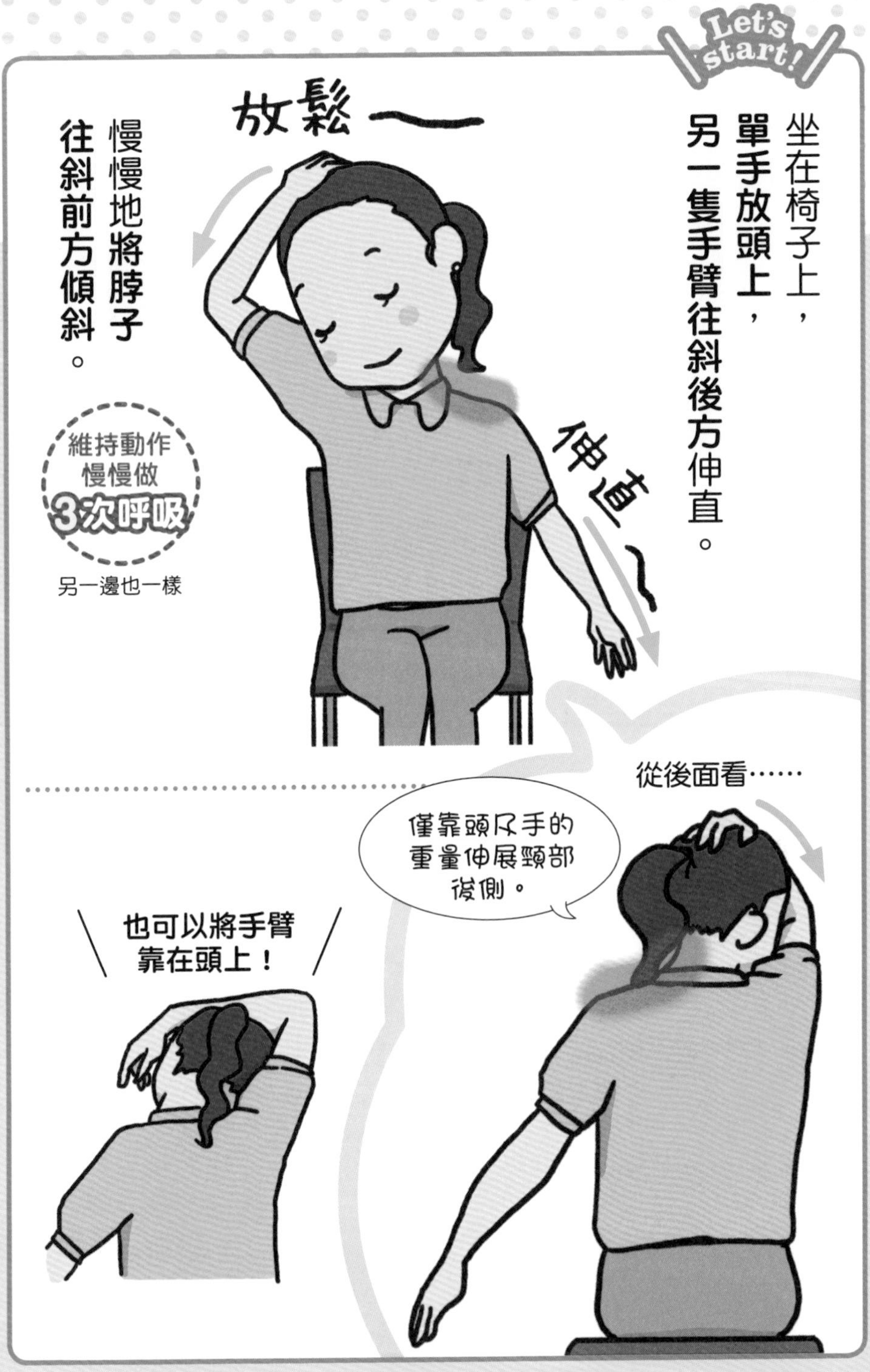
Let's start!
坐在椅子上，
單手放頭上，
另一隻手臂往斜後方伸直。
放鬆～
慢慢地將脖子
往斜前方傾斜。
伸直～
維持動作
慢慢做
3次呼吸
另一邊也一樣
從後面看……
僅靠頭及手的
重量伸展頸部
後側。
也可以將手臂
靠在頭上！

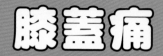

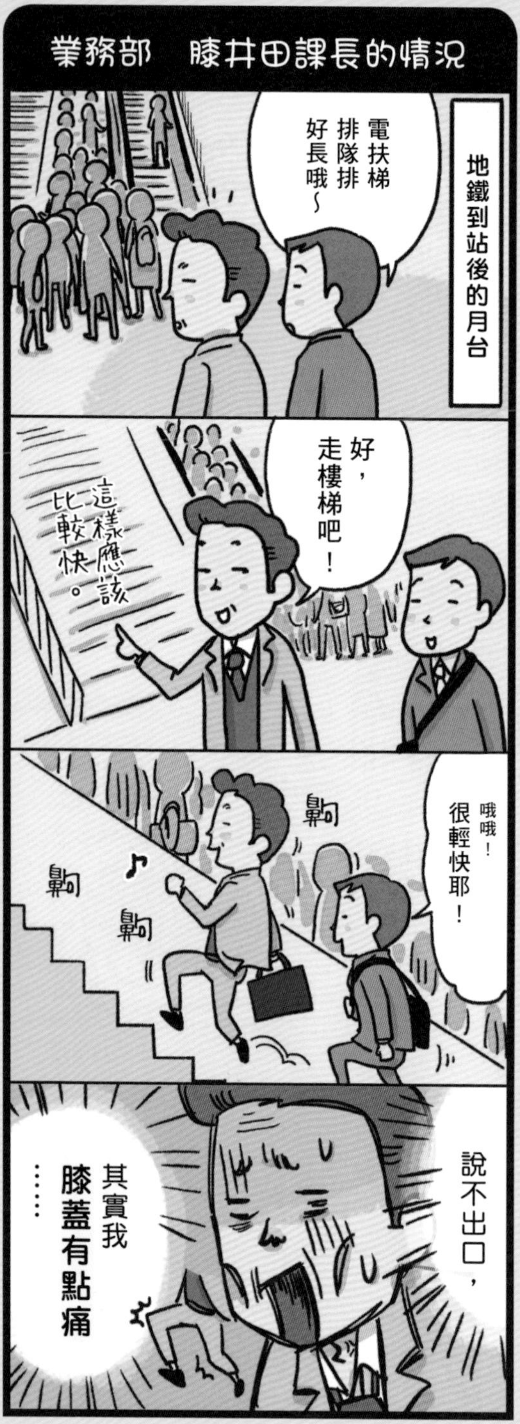
業務部　膝井田課長的情況
地鐵到站後的月台
電扶梯排隊排好長哦～
好，走樓梯吧！
這樣應該比較快。
哦哦！很輕快耶！
躹
躹
躹
說不出口，
其實我膝蓋有點痛……

膝蓋痛

提升下半身肌力，預防膝蓋疼痛

椅子式

推薦給這樣的你

- □ 想防止膝蓋痛
- □ 上下樓梯會覺得不舒服
- □ 搭一下電車而已也想坐下來

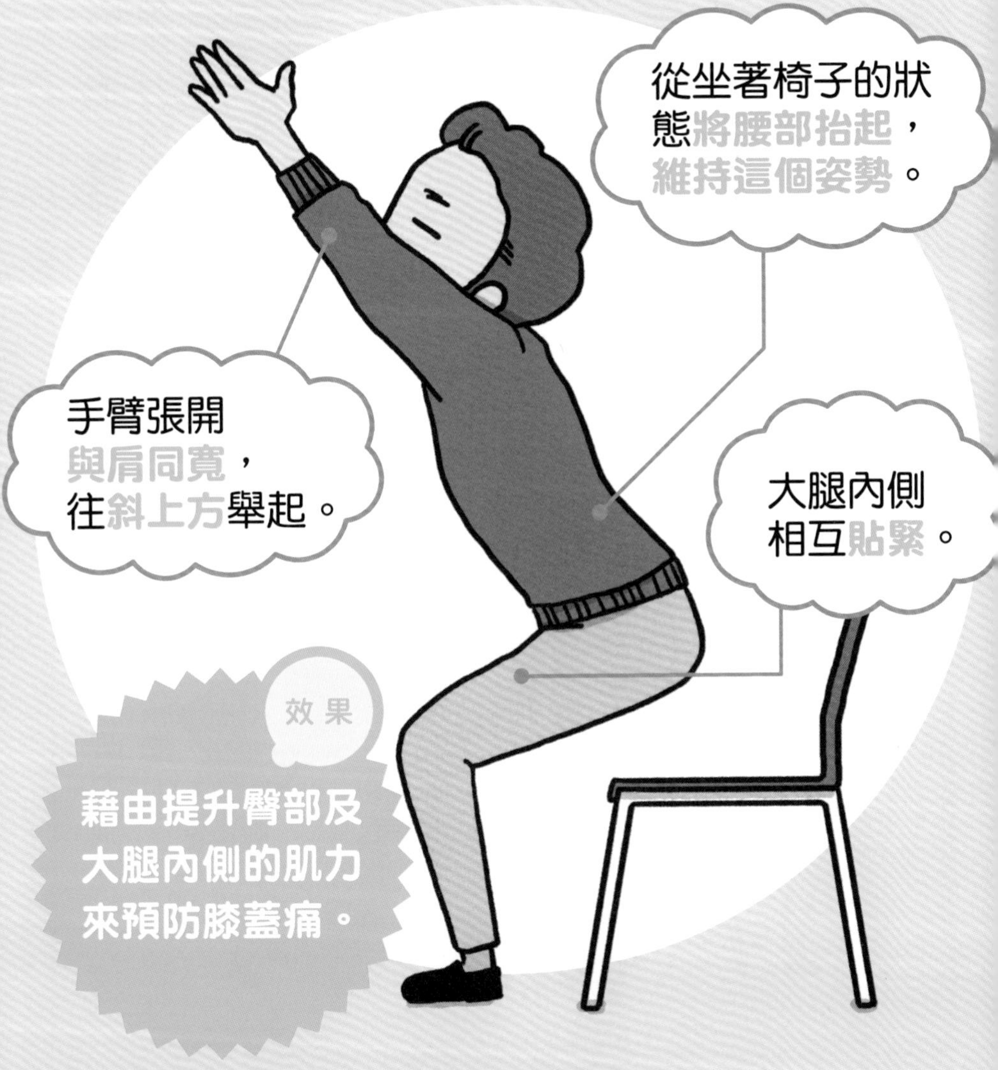

從坐著椅子的狀態將腰部抬起，維持這個姿勢。
手臂張開與肩同寬，往斜上方舉起。
大腿內側相互貼緊。
效果
藉由提升臀部及大腿內側的肌力來預防膝蓋痛。

動作講解

用椅子式預防膝蓋疼痛！

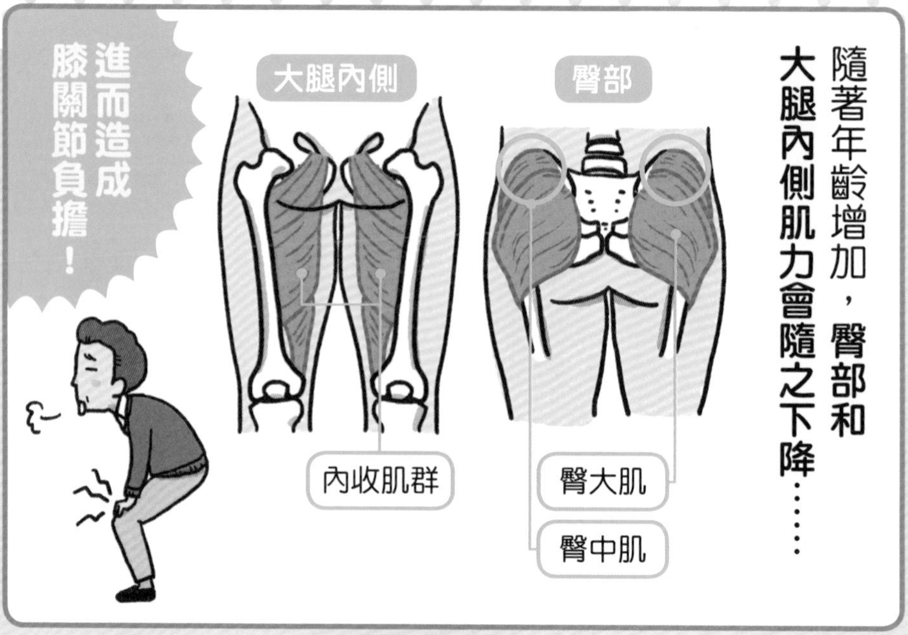
隨著年齡增加，
臀部和大腿內側肌力會隨之下降……
大腿內側
臀部
內收肌群
臀大肌
臀中肌
進而造成膝關節負擔！

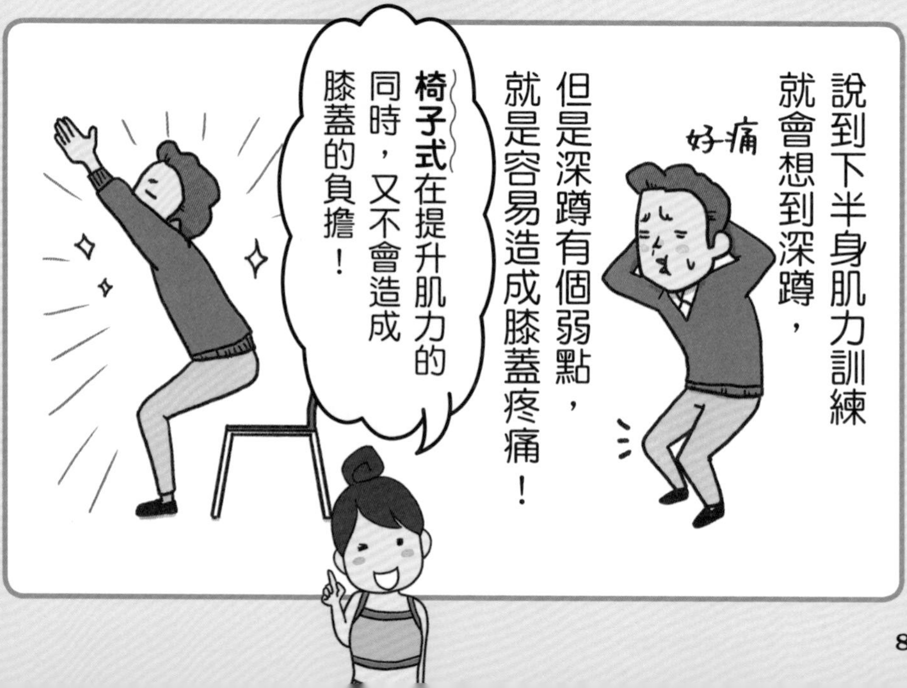
說到下半身肌力訓練就會想到深蹲，
好痛
但是深蹲有個弱點，就是容易造成膝蓋疼痛！
椅子式在提升肌力的同時，又不會造成膝蓋的負擔！

Let's start!

1

坐在椅子上，背部挺直，**手臂往斜上方**舉起。

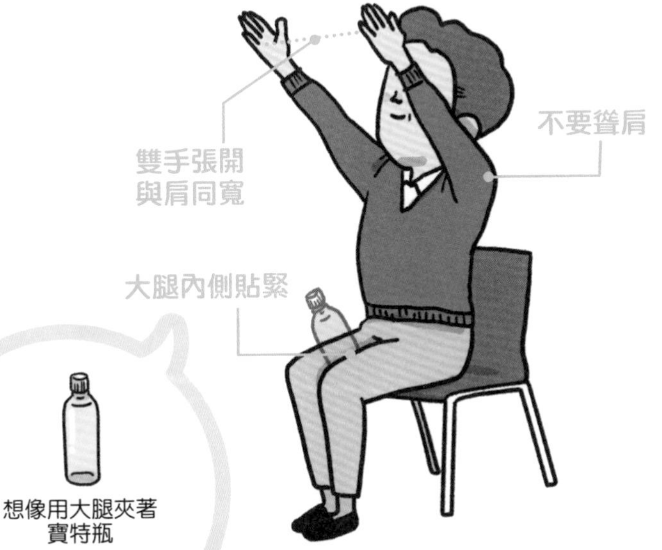
雙手張開
與肩同寬
不要聳肩
大腿內側貼緊
想像用大腿夾著
寶特瓶

2

慢慢地**抬起腰部**，維持姿勢！

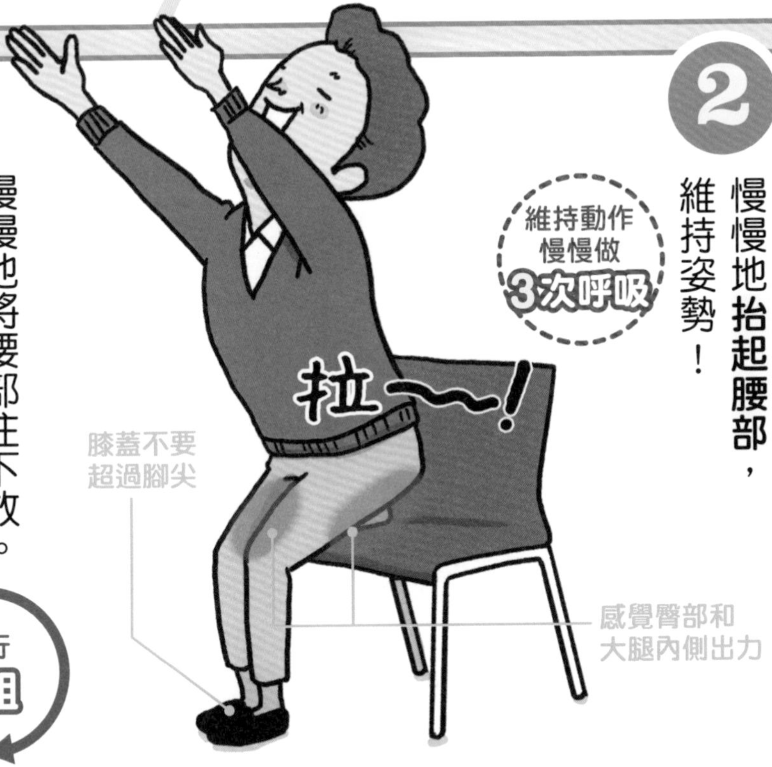
維持動作
慢慢做
3次呼吸
拉～～！
膝蓋不要
超過腳尖
感覺臀部和
大腿內側出力

慢慢地將腰部往下放。

進行
3組

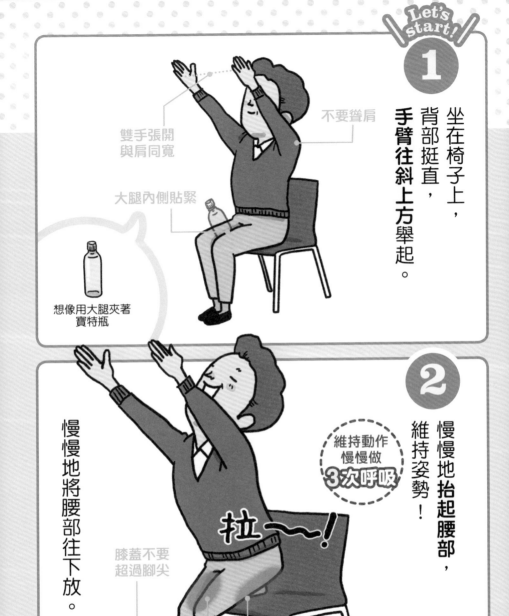

便祕

在廁所想要將大便排乾淨時很有效！壓出的動作

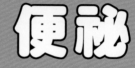

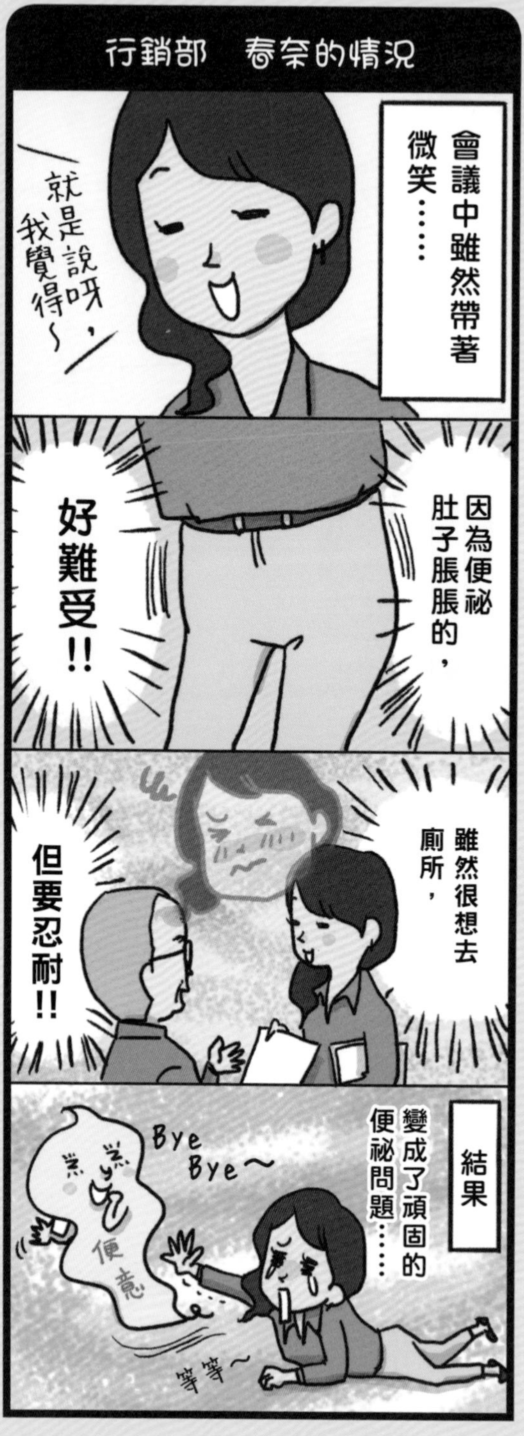
行銷部　春奈的情況
會議中雖然帶著微笑……
就是說呀，我覺得～
因為便祕肚子脹脹的，
好難受!!
雖然很想去廁所，
但要忍耐!!
結果
變成了頑固的便祕問題……
Bye Bye～
便意
等等～

推薦給這樣的你

- □因為便祕無法專心工作
- □肚子容易脹氣
- □即使去廁所也無法順利排便

上半身往前傾
從嘴巴吐氣。
也可以在
廁所進行！
哈～～
將拳頭靠在
肚臍的下方。
效果
藉由前傾姿勢
刺激腸道，
讓大便
順暢地排出！

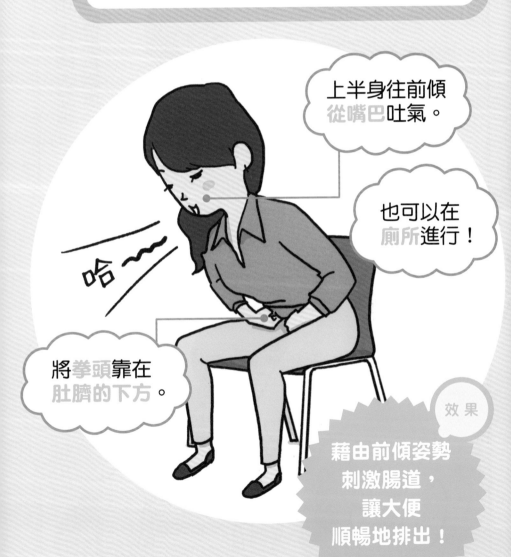

用壓出的動作將便祕排乾淨！

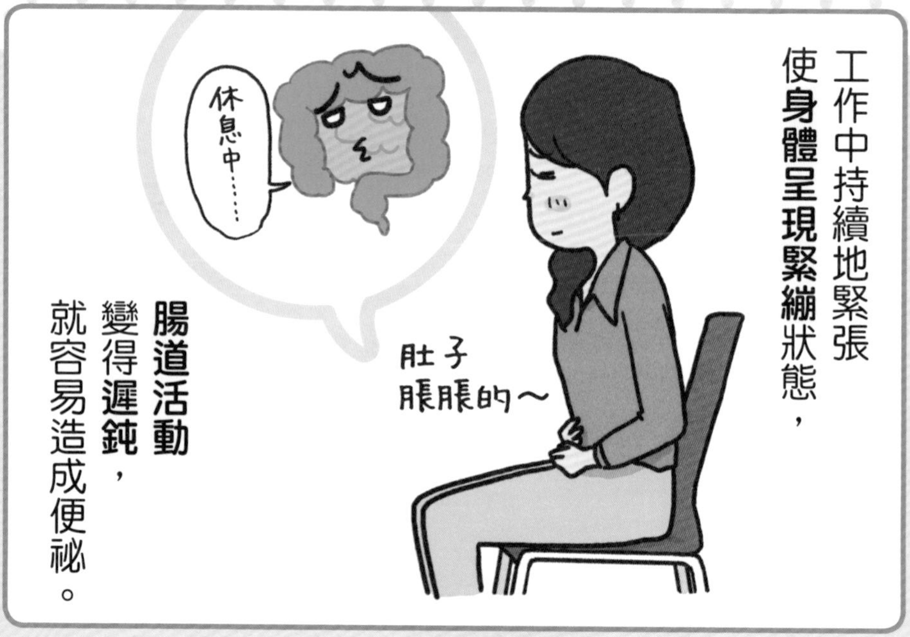
工作中持續地緊張
使身體呈現緊繃狀態，
休息中……
肚子脹脹的～
腸道活動
變得遲鈍，
就容易造成便祕。

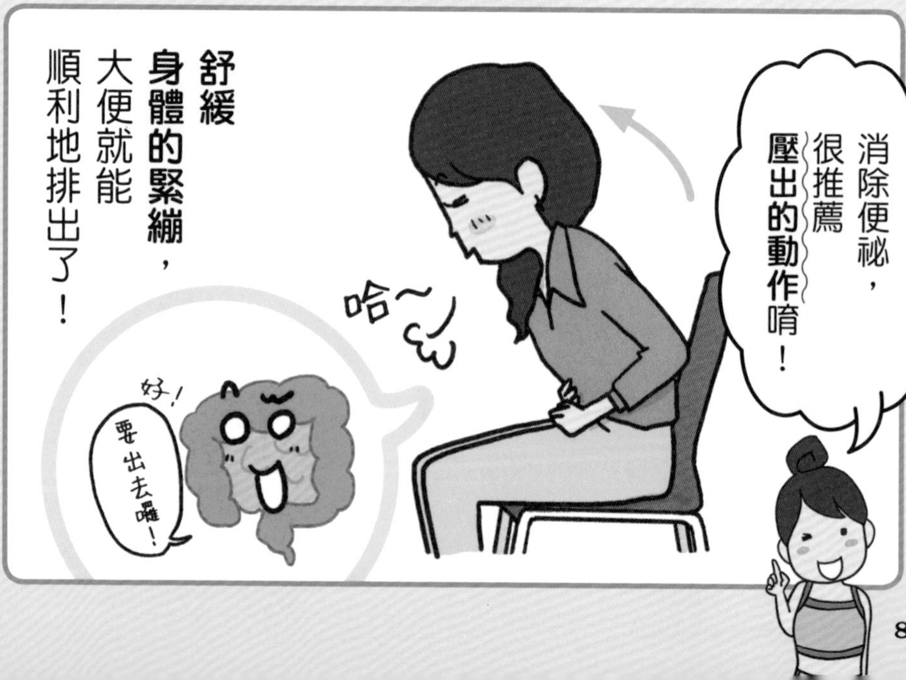
消除便祕，
很推薦
壓出的動作唷！
舒緩
身體的緊繃，
大便就能
順利地排出了！
哈～
好！
要出去囉！

1

坐在椅子上，雙腿張開與腰同寬。

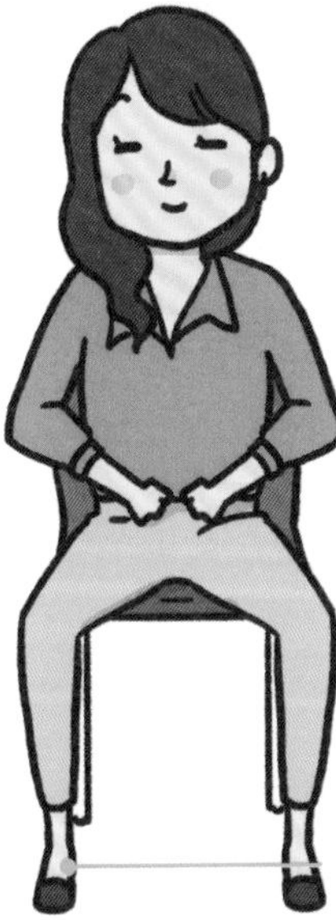
腳底確實地
貼在地板上

拳頭靠在肚臍下方左右兩側。

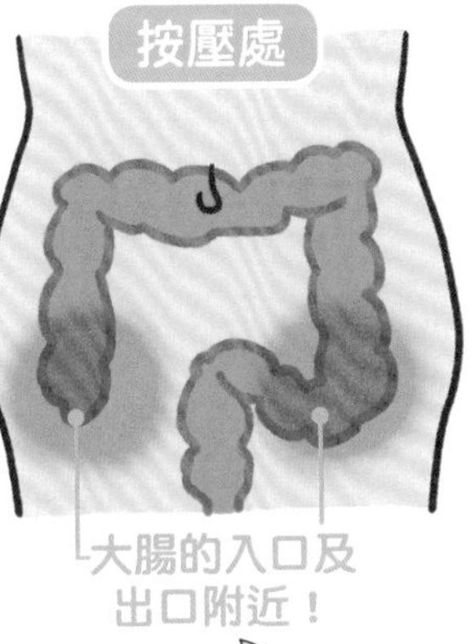
按壓處
大腸的入口及
出口附近！

用拳頭從肚臍開始畫圈按摩也OK！

2

一邊從嘴巴以「哈～」的方式吐氣，

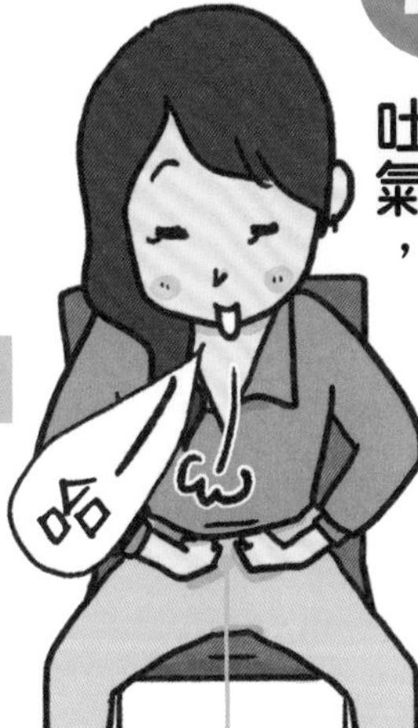
哈
用拳頭按壓

一邊慢慢地將上半身往前傾。

肚子放鬆，用拳頭刺激腸道！

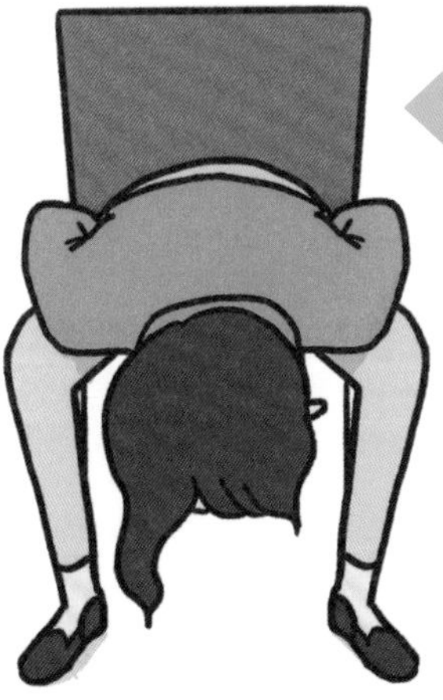

維持動作
慢慢做
3次呼吸

腸胃疲勞

合掌轉身的動作

轉動肚子，讓疲勞的腸胃恢復元氣

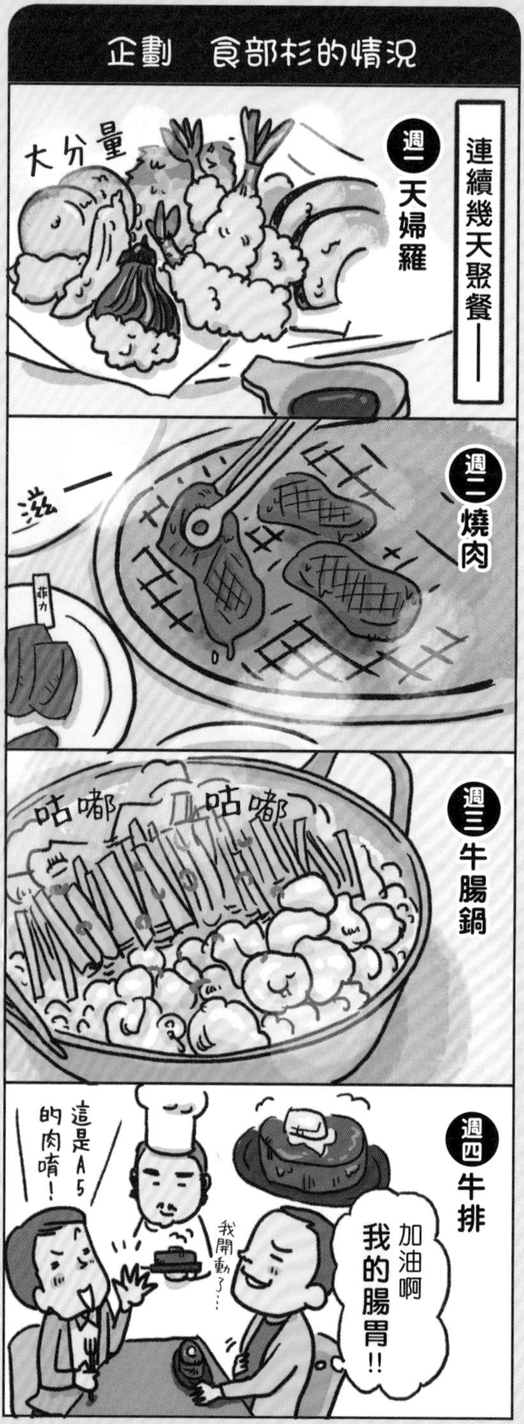
企劃 食部杉的情況
連續幾天聚餐——
週一 天婦羅
大分量
週二 燒肉
滋—
週三 牛腸鍋
咕嘟咕嘟
週四 牛排
這是A5的肉唷！
我開動了…
加油啊 我的腸胃!!

推薦給這樣的你

- □ 因為聚餐而感到腸胃疲勞
- □ 容易消化不良
- □ 肚子會覺得冷冷的

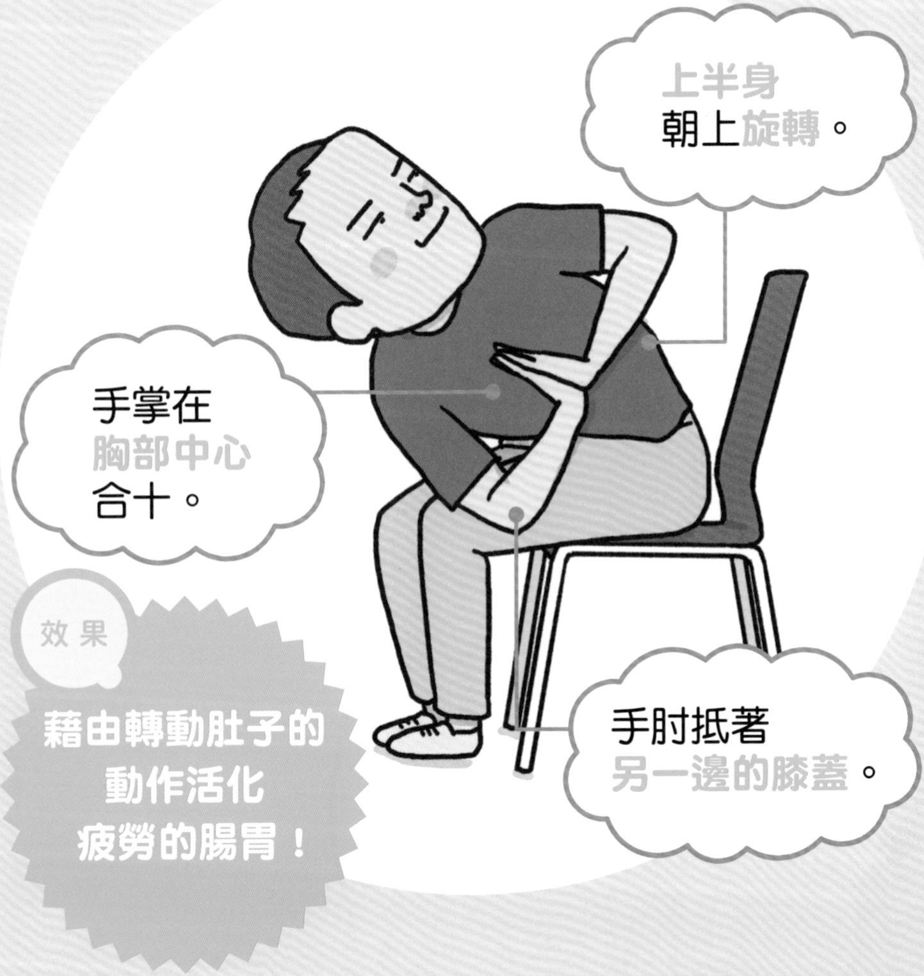
上半身朝上旋轉。
手掌在胸部中心合十。
手肘抵著另一邊的膝蓋。

效果

藉由轉動肚子的動作活化疲勞的腸胃！

用合掌轉身的動作幫腸胃按摩！

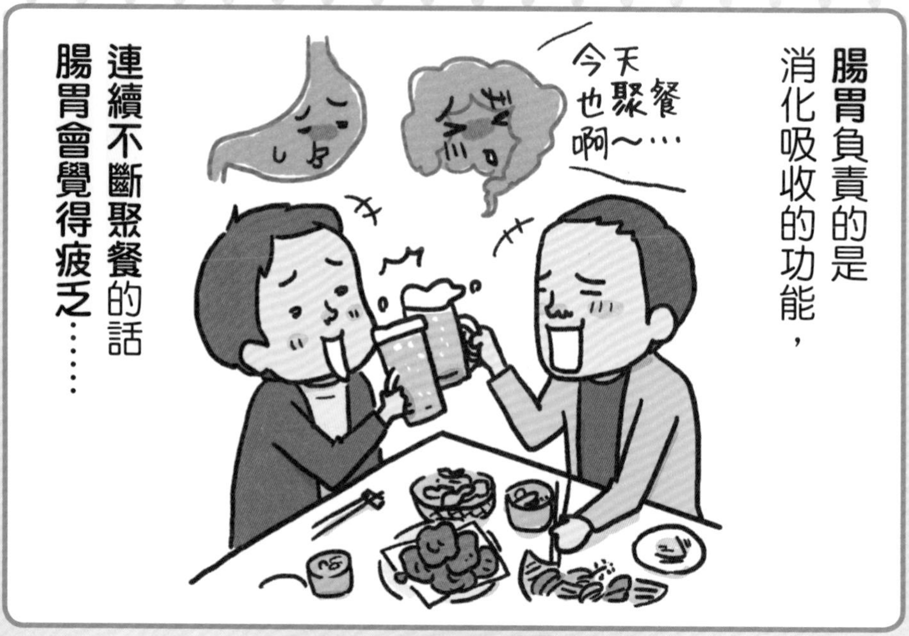
腸胃負責的是
消化吸收的功能，
今天也聚餐啊～…
連續不斷聚餐的話
腸胃會覺得疲乏……

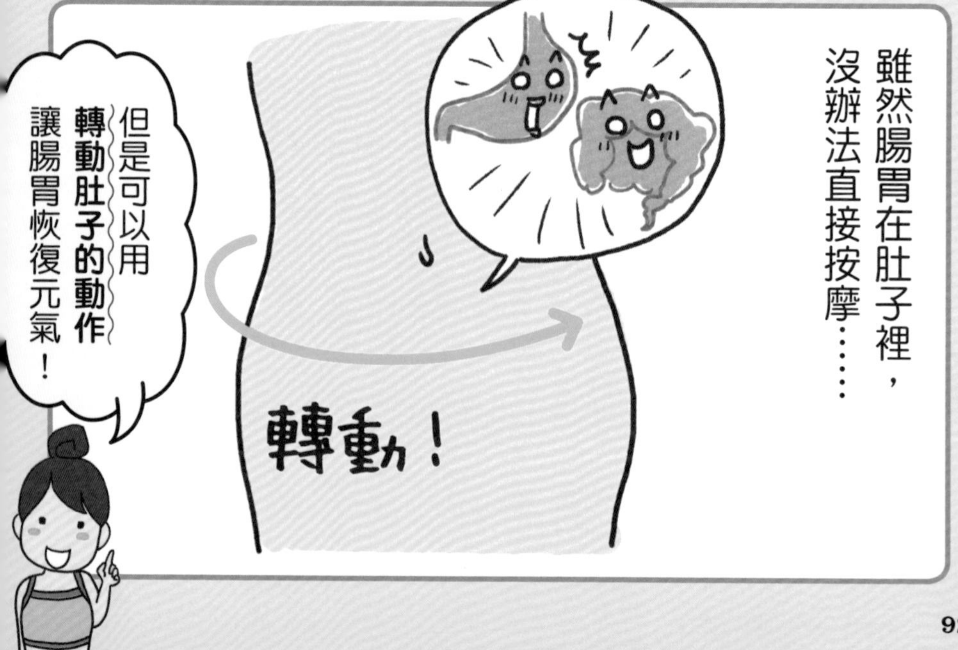
雖然腸胃在肚子裡，
沒辦法直接按摩……
轉動！
但是可以用
轉動肚子的動作
讓腸胃恢復元氣！

Let's start!

1

坐在椅子上，背部挺直，雙腳併攏。

雙手在胸前合十。

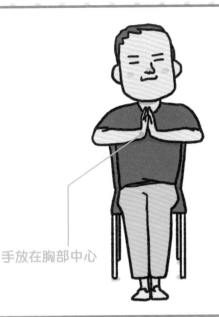

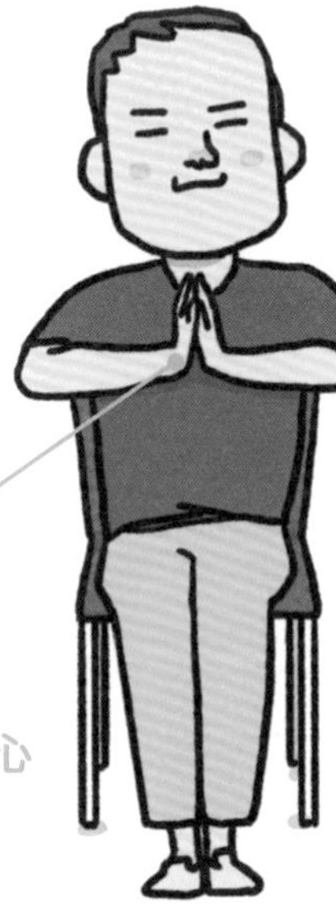

手放在胸部中心

2

一邊吐氣，一邊**將上半身由右往左朝上轉動。**

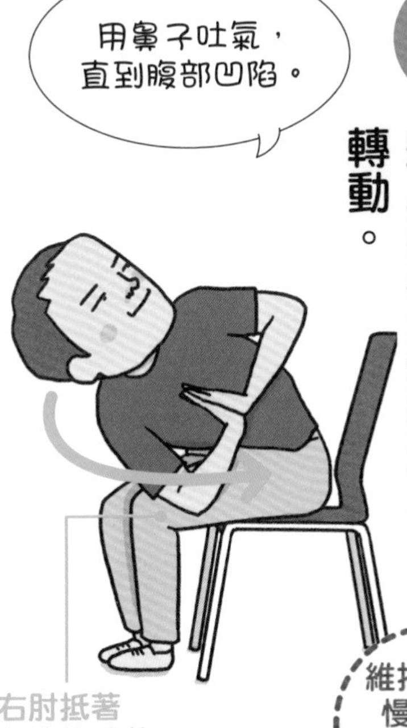

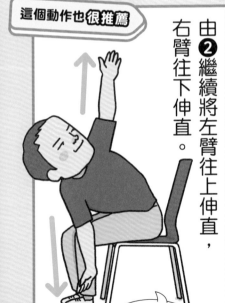

用鼻子吐氣，直到腹部凹陷。
右肘抵著左邊的膝蓋

維持動作慢慢做**3次呼吸**

另一邊也一樣

這個動作也很推薦

由❷繼續將左臂往上伸直，右臂往下伸直。

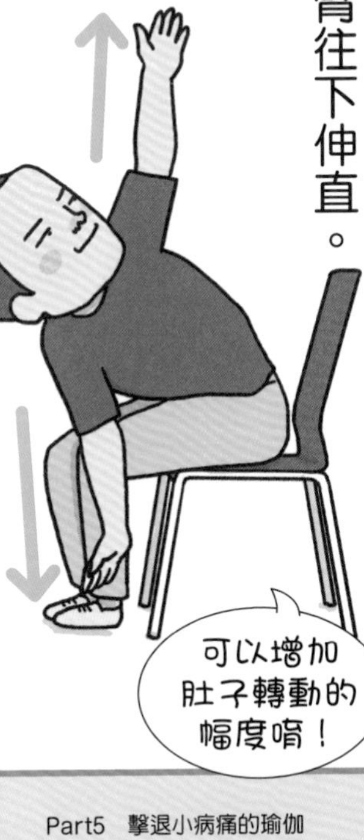

可以增加肚子轉動的幅度唷！

生理痛

解放腰部的束縛，促進血液流通！

伸展腰部的動作

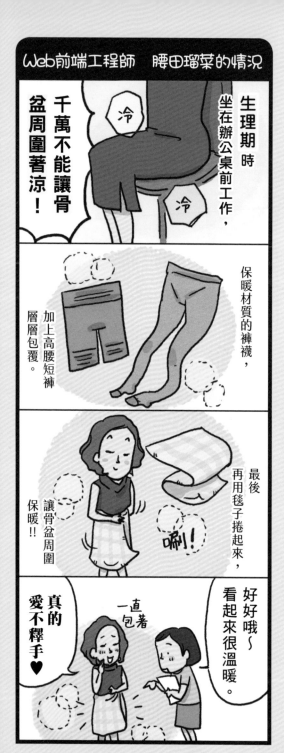

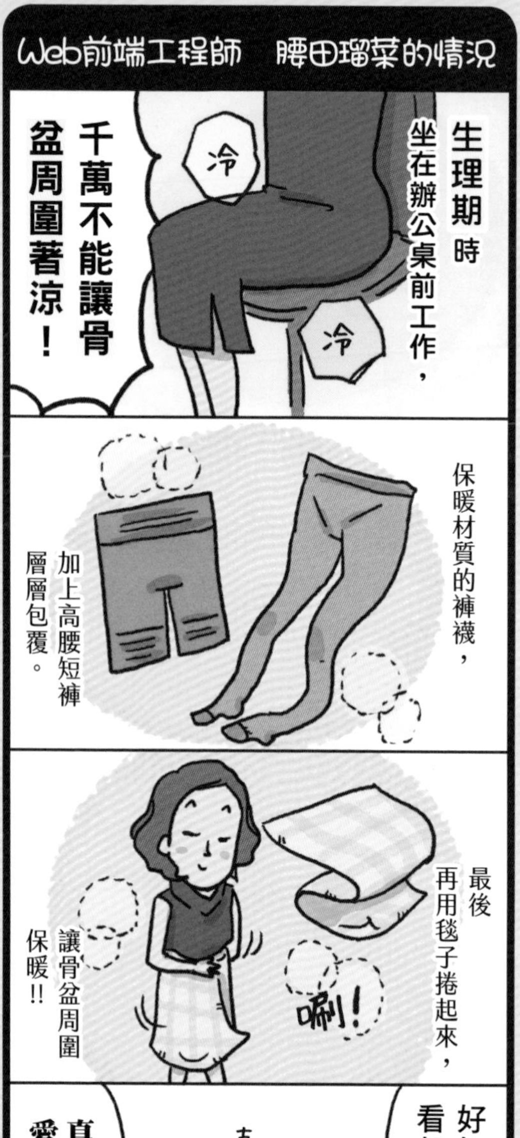
Web前端工程師　腰田瑠菜的情況
生理期時
坐在辦公桌前工作，
冷
冷
千萬不能讓骨
盆周圍著涼！
保暖材質的褲襪，
加上高腰短褲
層層包覆。
最後
再用毯子捲起來，
唰！
讓骨盆周圍
保暖!!
好好哦～
看起來很溫暖。
一直
包著
真的
愛不釋手♥

推薦給這樣的你

- □ 因為生理痛而腰部疲勞
- □ 肚子和腰部容易覺得冷
- □ 一直在冷氣房中坐著工作

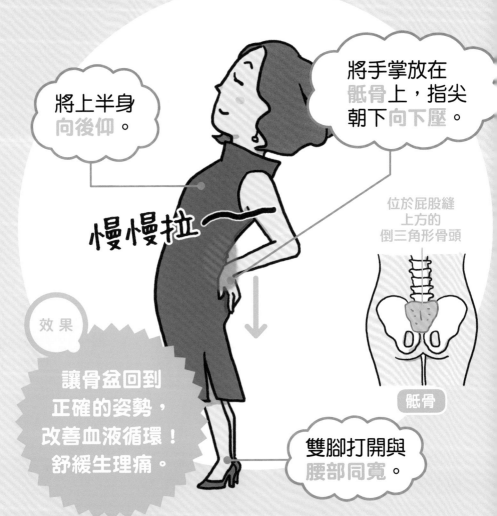

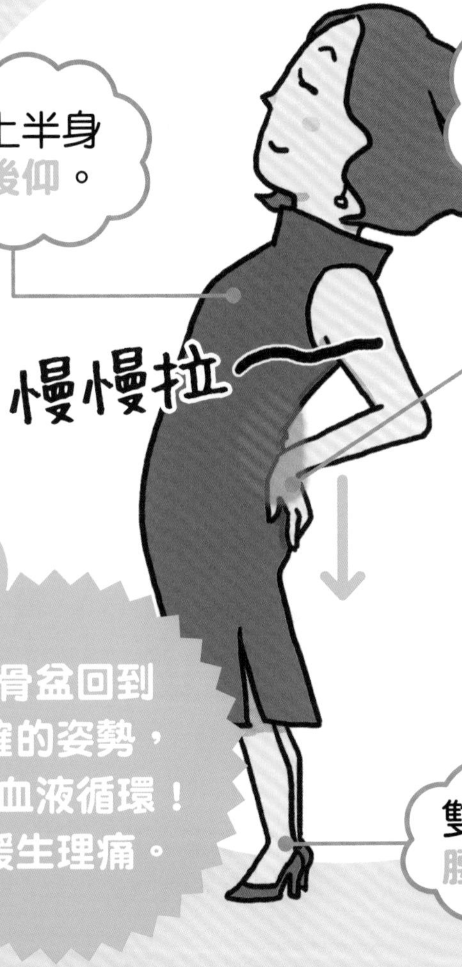

將上半身**向後仰**。

將手掌放在**骶骨**上，指尖朝下**向下壓**。

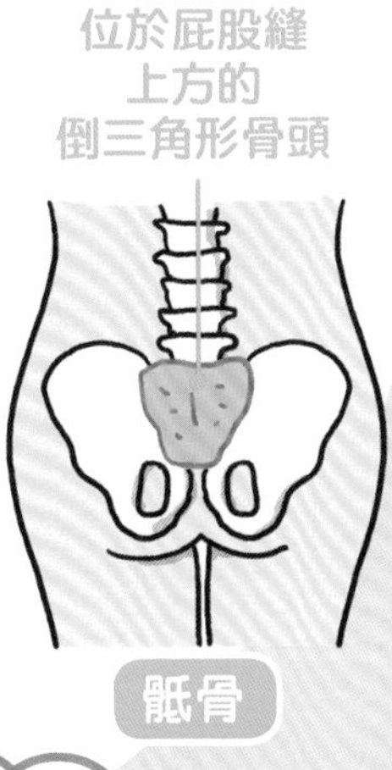

雙腳打開與**腰部同寬**。

效果

讓骨盆回到正確的姿勢，改善血液循環！舒緩生理痛。

用伸展腰部的動作改善生理痛！

保護著子宮的骨盆。
因為坐姿工作，
長時間維持
腰部彎曲姿勢的話……

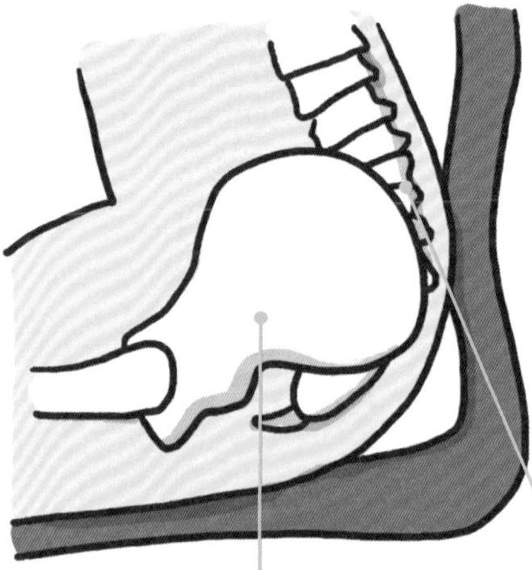

骨盆周圍的血液循環會變差，
所以生理痛時
腰部也會覺得疲累！

因此，要利用
伸展腰部的動作
幫骨盆回到
正確位置！

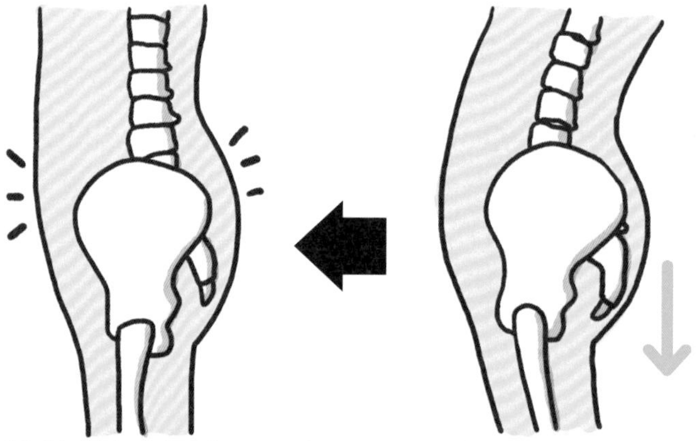

將骶骨往下壓，
伸展腰部的話……

就能消除腰部不適，
讓骨盆回到正確位置！

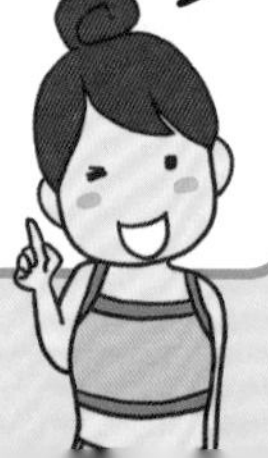

Let's start!

1

站立，雙腳張開
與腰部同寬，
手掌朝下放在骶骨上。

骶骨的位置

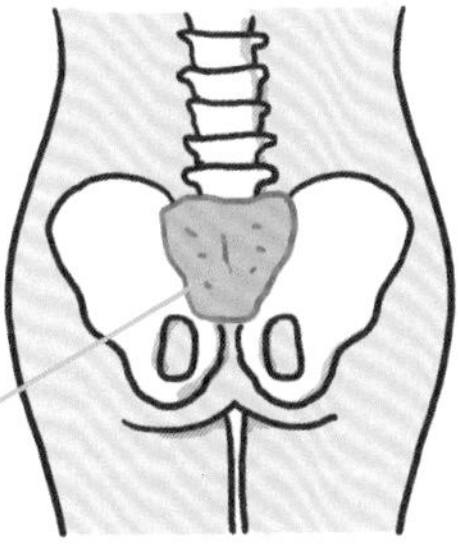

屁股縫上方的
倒三角形骨頭

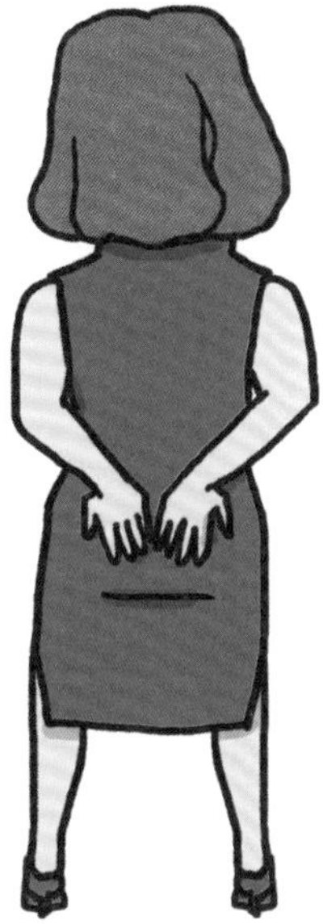

2

一邊將骶骨往下壓，
一邊慢慢地
將上半身往後仰。

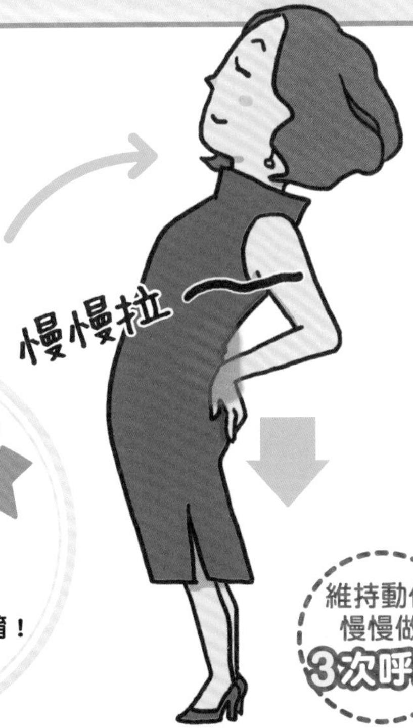

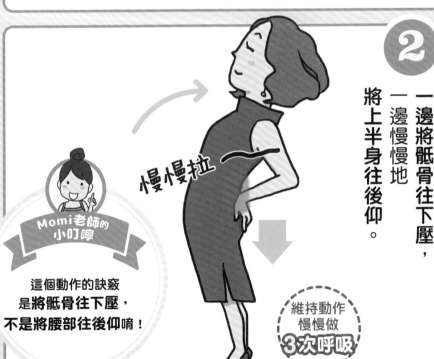

維持動作
慢慢做
3次呼吸

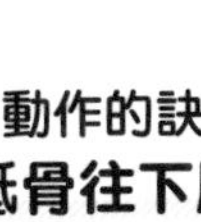

Momi老師的小叮嚀

這個動作的訣竅
是**將骶骨往下壓，**
不是將腰部往後仰唷！

Column 4

和另一半促進感情！

忙碌時容易產生摩擦的話做

雙人星星動作

在瑜伽觀念中，負面情緒容易累積在髖關節處。平常如果會因為疲憊不小心和伴侶吵架的話，可以用「雙人星星動作」打開髖關節，一起消除疲勞和負面情緒！

效果 可以有肢體接觸，又能消除疲勞，放鬆心情。

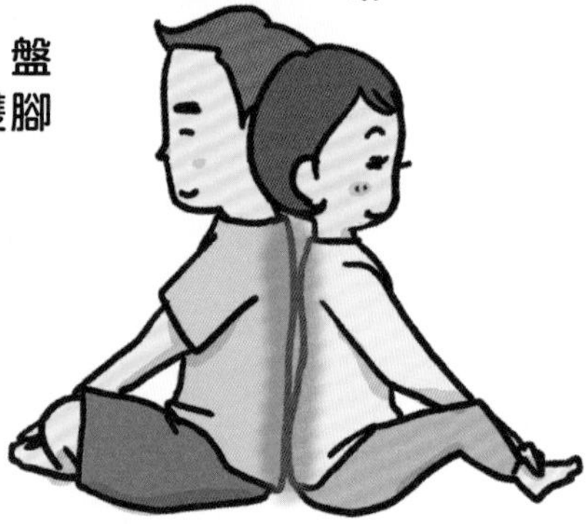
感受對方背部的溫度！
慢慢溫暖～

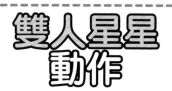

1 和伴侶貼著背，盤腿坐在地上，雙腳腳掌貼合。

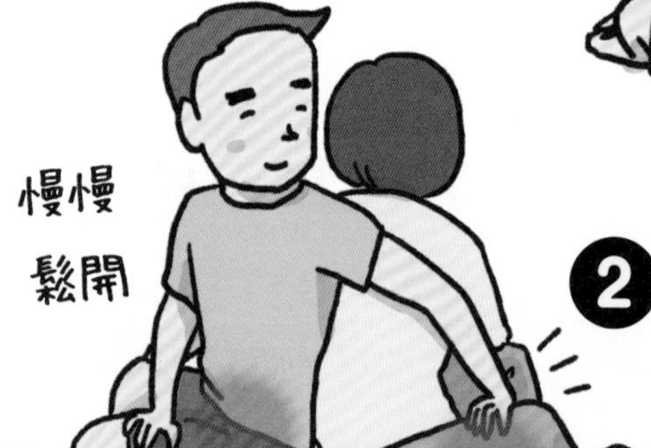
慢慢鬆開
一邊幫對方打開髖關節，一邊轉動！

2 上半身往左轉，右手壓著自己的左大腿內側，左手壓著對方的大腿內側。

維持動作慢慢做**3次呼吸**

另一邊也一樣

❸ 從❷的姿勢開始，將右手舉高，上半身慢慢地往斜後方躺下。

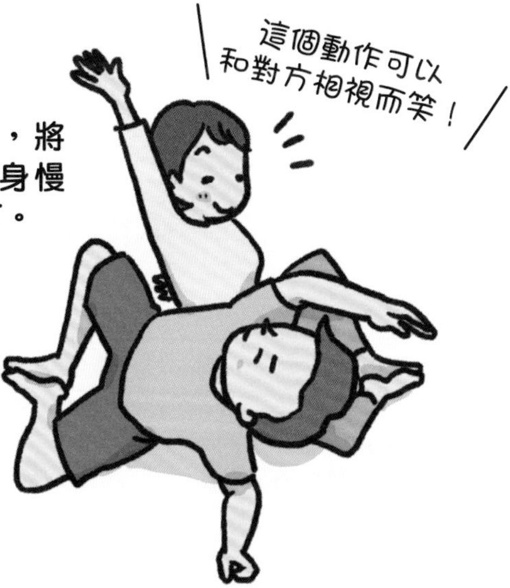
這個動作可以
和對方相視而笑！

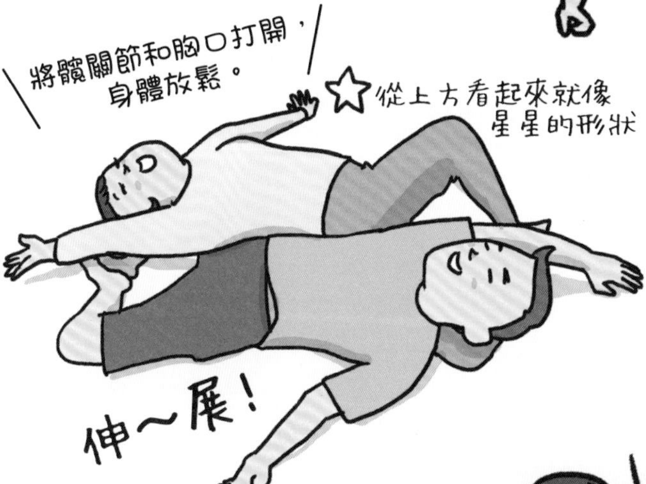
將髖關節和胸口打開，
身體放鬆。
從上方看起來就像
星星的形狀
伸～展！

❹ 整個人仰躺，躺在對方大腿上。

維持動作
慢慢做
3次呼吸

❺ 握住對方的右手，互相拉著對方將上半身拉起。

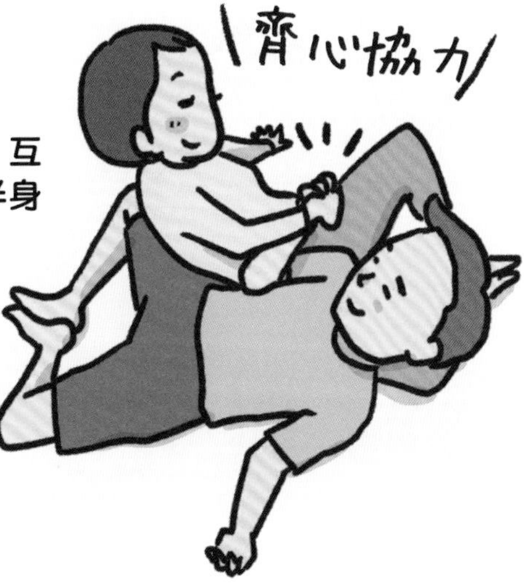
齊心協力

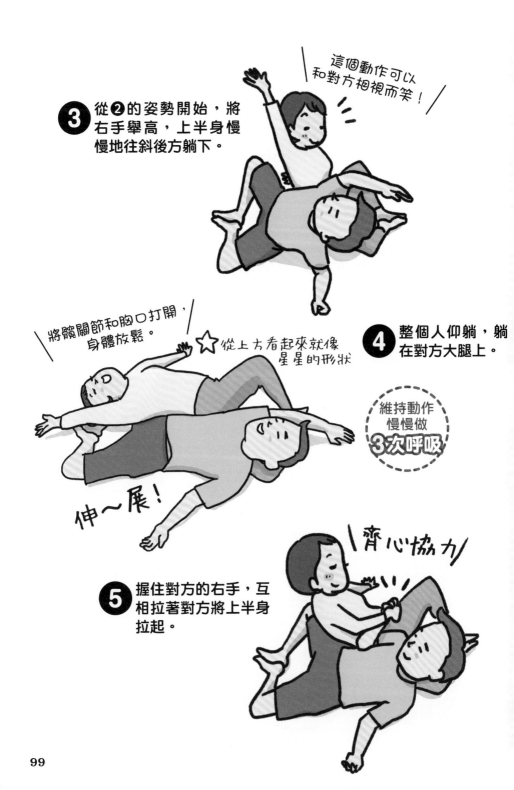

更多日常活動中的瑜伽！ Column 5

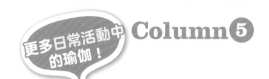

讓一天從好心情開始的 通勤習慣

在瑜伽中，挺胸的動作和深呼吸，都能運用在日常生活中的姿勢和走路方式上。例如，通勤時只要有意識地挺胸走路，就會變得積極、更有幹勁！還有，搭電車時，坐著閉上眼睛稍微冥想一下，可以讓頭腦更清晰，提升專注力。

挺胸大步走

你通勤時是駝背低頭走路的嗎？胸部內縮，呼吸變得短淺，就會有「好懶得工作啊」的負面情緒。走路時，手臂向後擺動，挺起胸膛，視線向前看。加深呼吸之後，就會有「要加油！」的正能量了。還有，跨大步走路時會用到臀部、大腿後側及內側的肌肉，讓臀部、腿部更緊實！

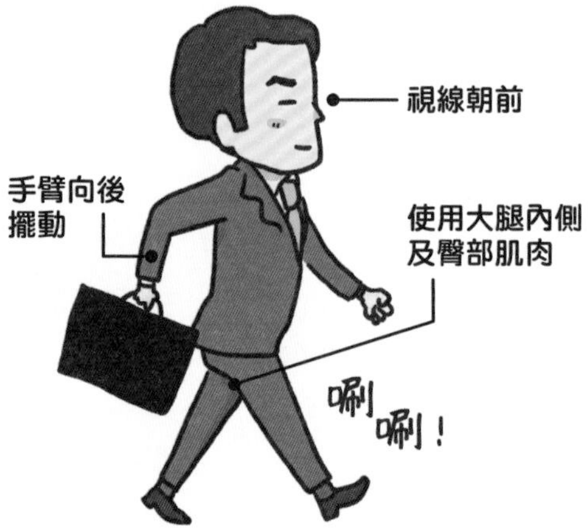

視線朝前
手臂向後擺動
使用大腿內側及臀部肌肉
唰唰！

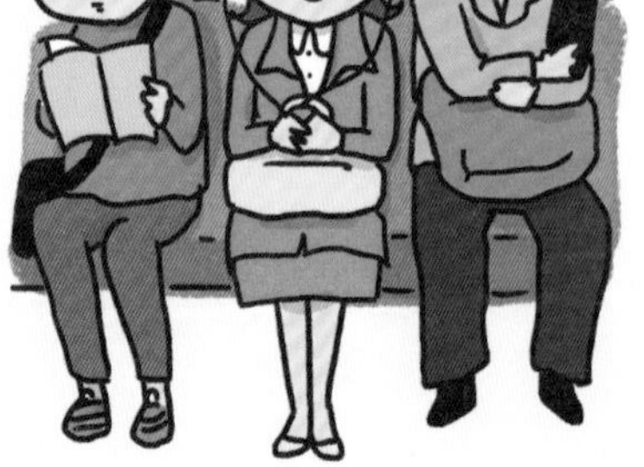

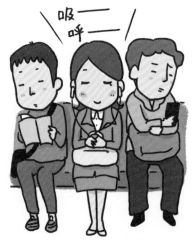

搭車時稍微冥想

你在通勤和休息時是不是也一直看著手機呢？一直接收訊息會使大腦疲勞，和身心不適症狀是有關連性的。一天之中即使只有5分鐘也好，可以閉上眼睛什麼都不想，在這段時間放空。搭車時可以閉上眼睛，聽一些能夠讓人放鬆的音樂，深呼吸稍微冥想一下。大腦獲得休息後，就能處理腦中的訊息，讓工作事半功倍。

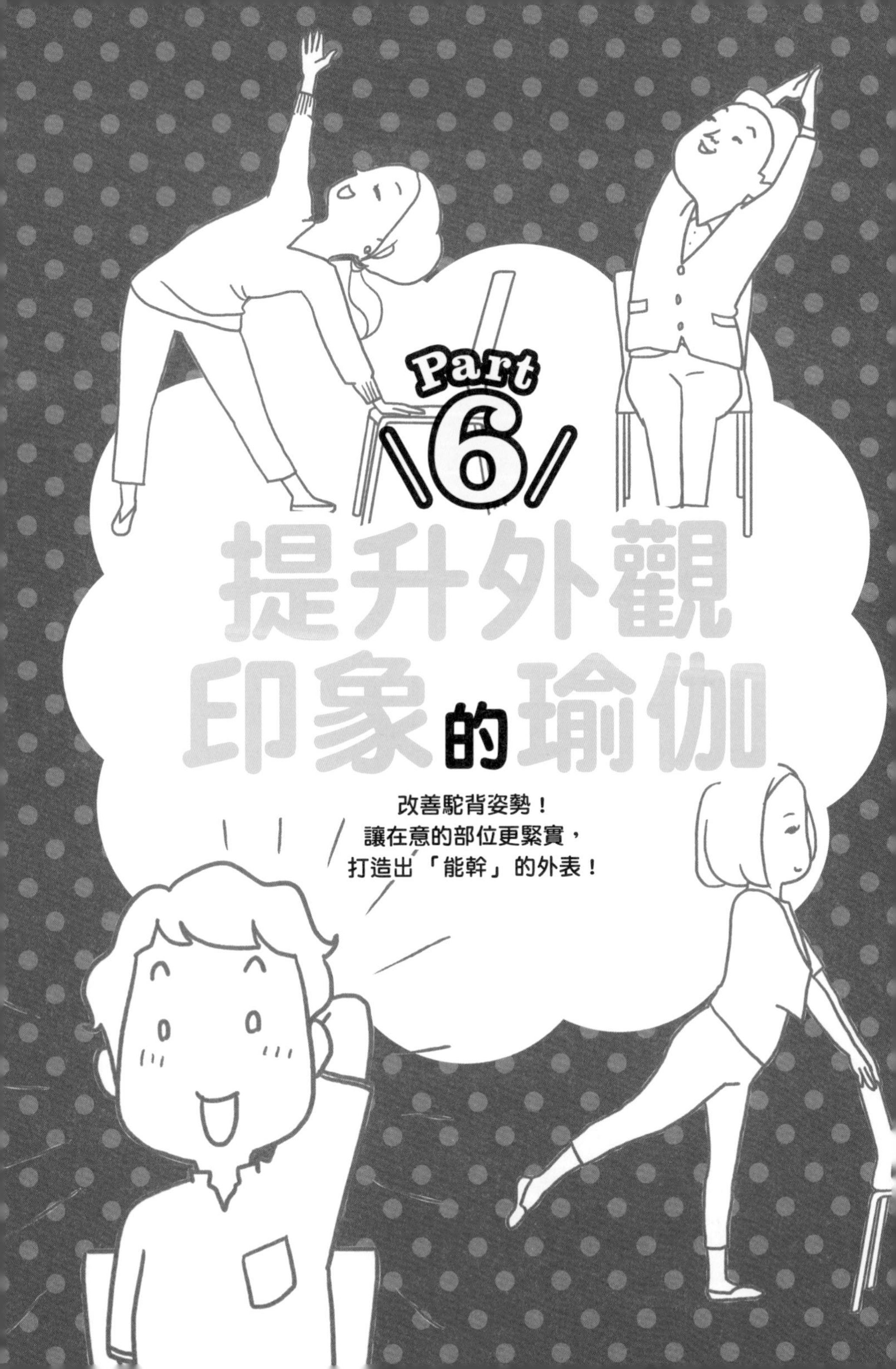

Part 6 提升外觀印象的瑜伽

改善駝背姿勢！
讓在意的部位更緊實，
打造出「能幹」的外表！

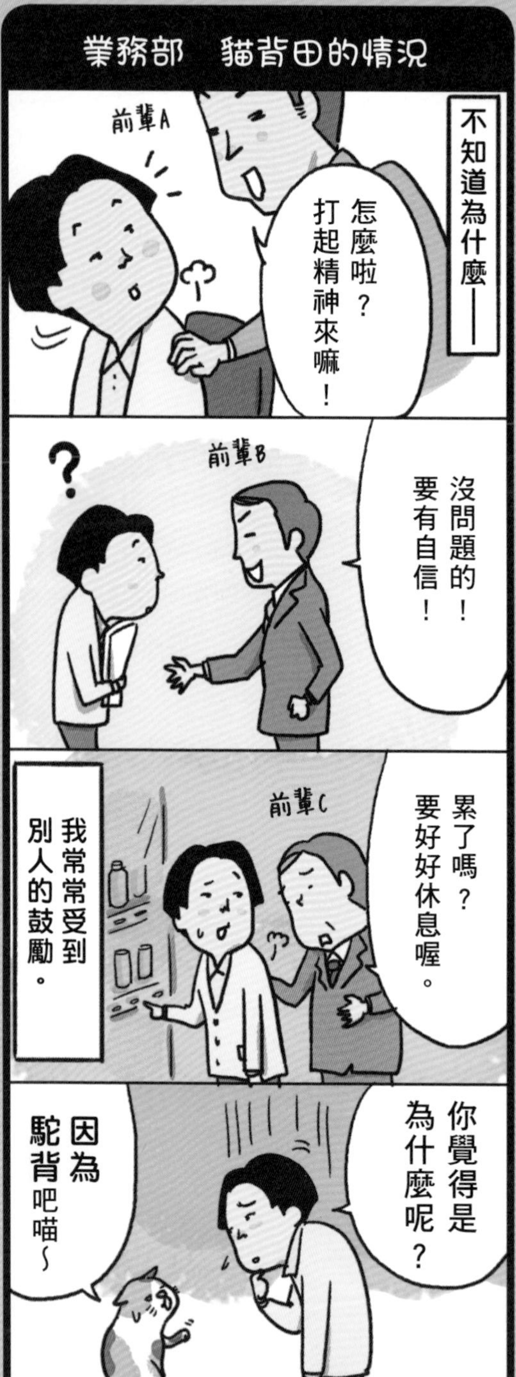
業務部　貓背田的情況
不知道為什麼——
怎麼啦？打起精神來嘛！
前輩A
沒問題的！要有自信！
前輩B
？
累了嗎？要好好休息喔。
前輩C
我常常受到別人的鼓勵。
你覺得是為什麼呢？
因為駝背吧喵～

駝背

新月式

提升軀幹肌力，讓背部挺直！

推薦給這樣的你

- □ 因為業務性質的工作，想給人好印象
- □ 曾經被說過有駝背
- □ 褲頭很緊

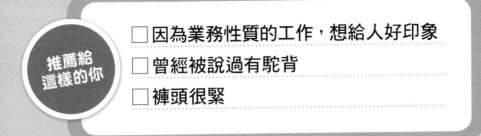

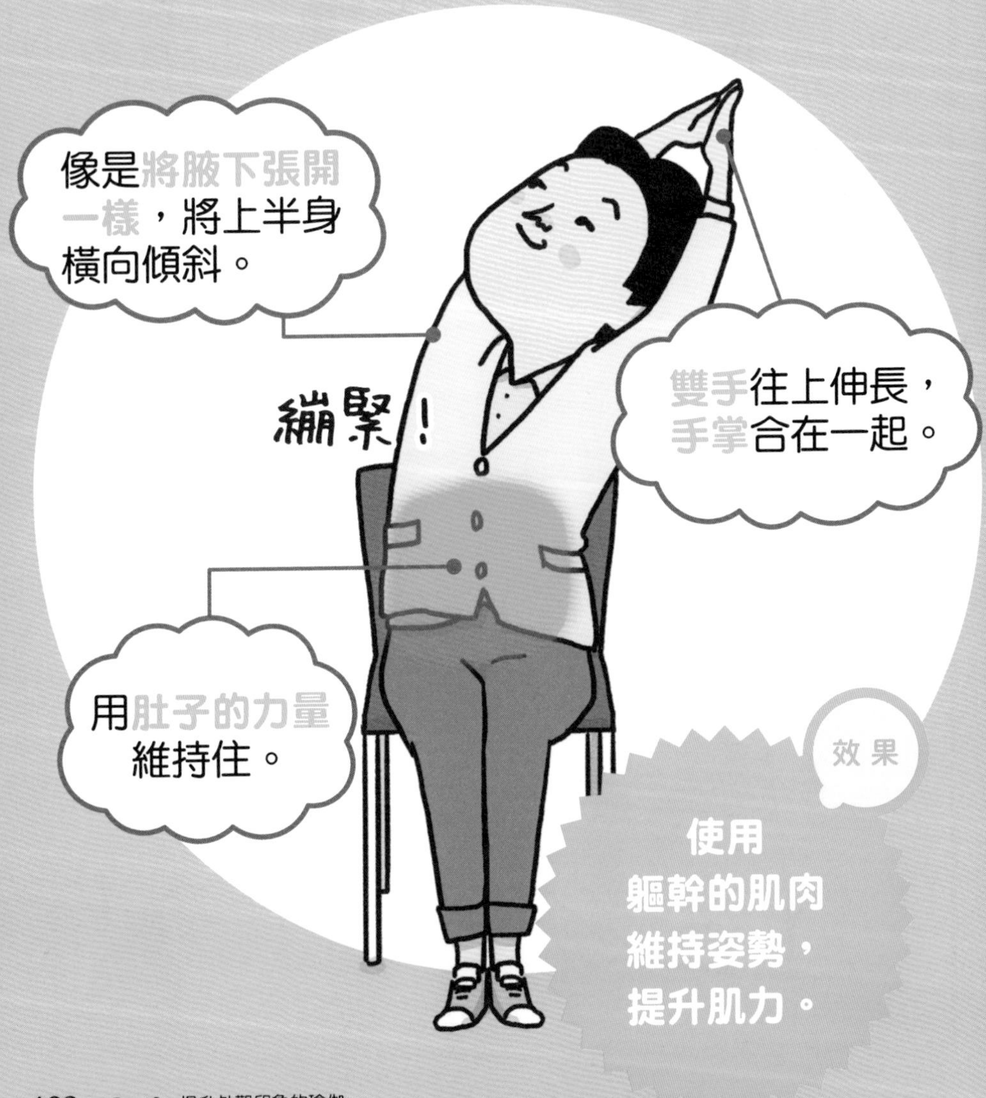

像是將腋下張開一樣，將上半身橫向傾斜。
雙手往上伸長，手掌合在一起。
繃緊！
用肚子的力量維持住。
效果
使用軀幹的肌肉維持姿勢，提升肌力。

動作講解

用新月式 提升第一印象！

在商務場合，姿勢會大幅影響一個人的第一印象！

背部挺直！

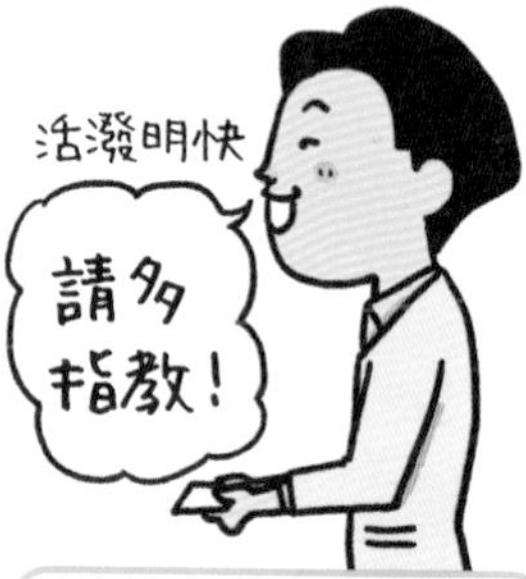

展現出自信氣場！

因為抬頭挺胸……

呼吸較深，可以清楚發出聲音

駝背

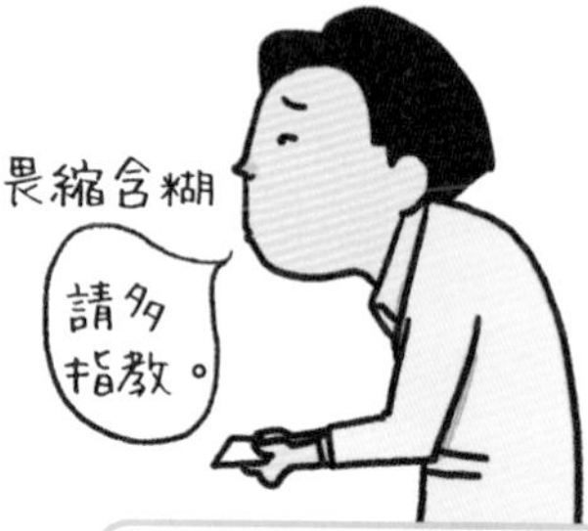

看起來沒有自信

因為胸部向內縮……

呼吸短淺，聲音微弱

軀幹腹部的肌肉

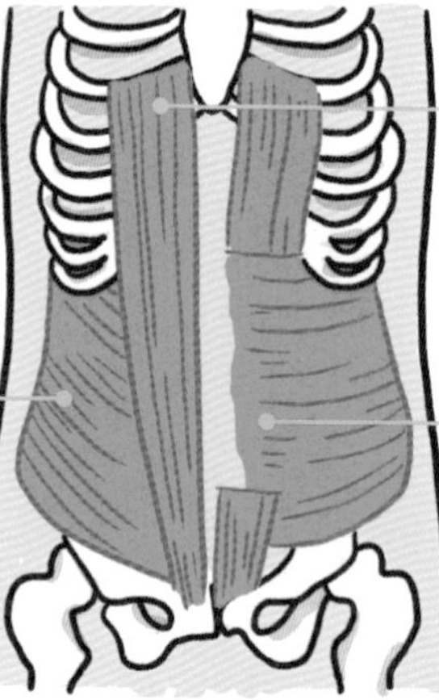

腹直肌

從肋骨至骨盆的縱向表層肌肉，就是腹部正面的六塊肌。

腹橫肌

位於腹斜肌內側的深層肌肉，像束腹一樣讓腰部緊實具有曲線。

腹斜肌

腹部側邊的斜向肌肉，上半身往橫傾倒或扭轉時會用到。

想要改善姿勢 就用**新月式** 啟動軀幹的肌肉！

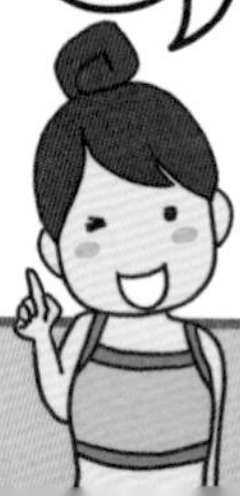

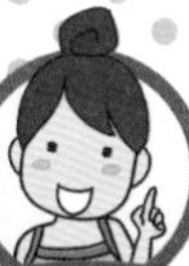

Momi老師的小叮嚀

上半身傾倒時，
要維持姿勢
屁股不能離開椅面！

Let's start!

1

坐在椅子上，背部挺直。

雙手向上伸，手掌合在一起。

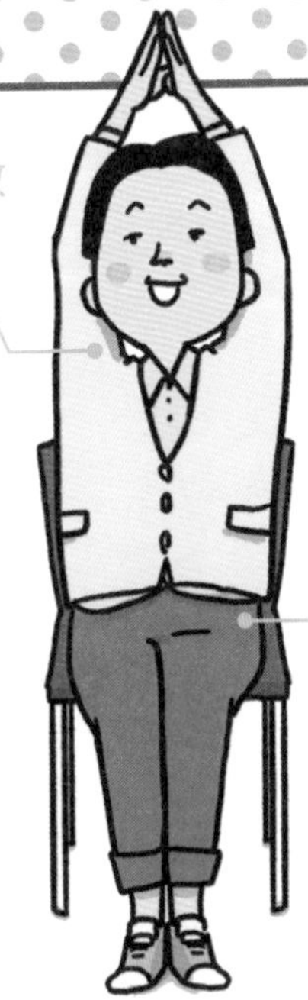

肩膀往下收
左右坐骨貼在椅面上
（參照P.19）

2

像是**張開右邊腋下一樣**，將上半身往左傾。

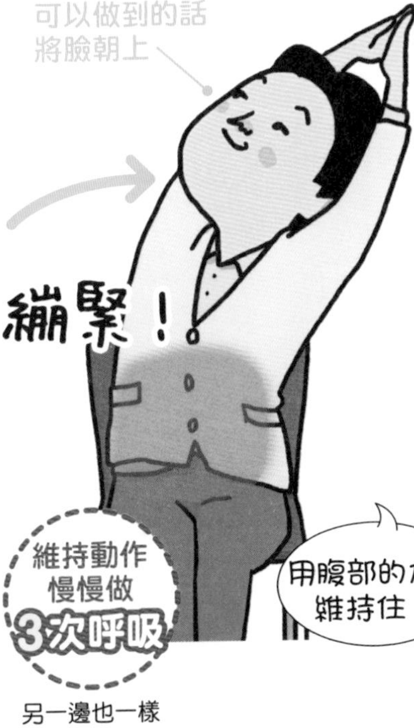

可以做到的話將臉朝上
繃緊！
用腹部的力量維持住！

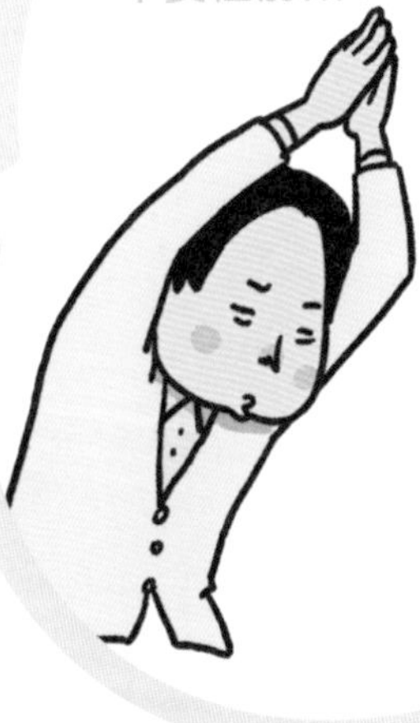

注意右肩不要往前傾！

維持動作
慢慢做
3次呼吸

另一邊也一樣

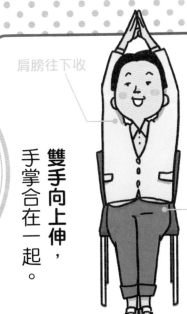

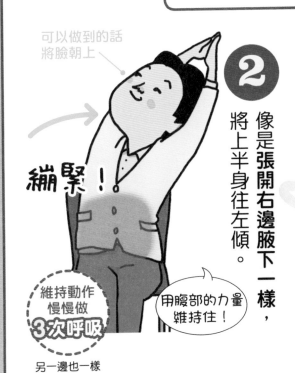

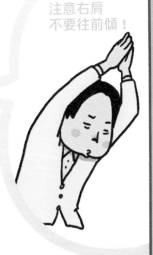

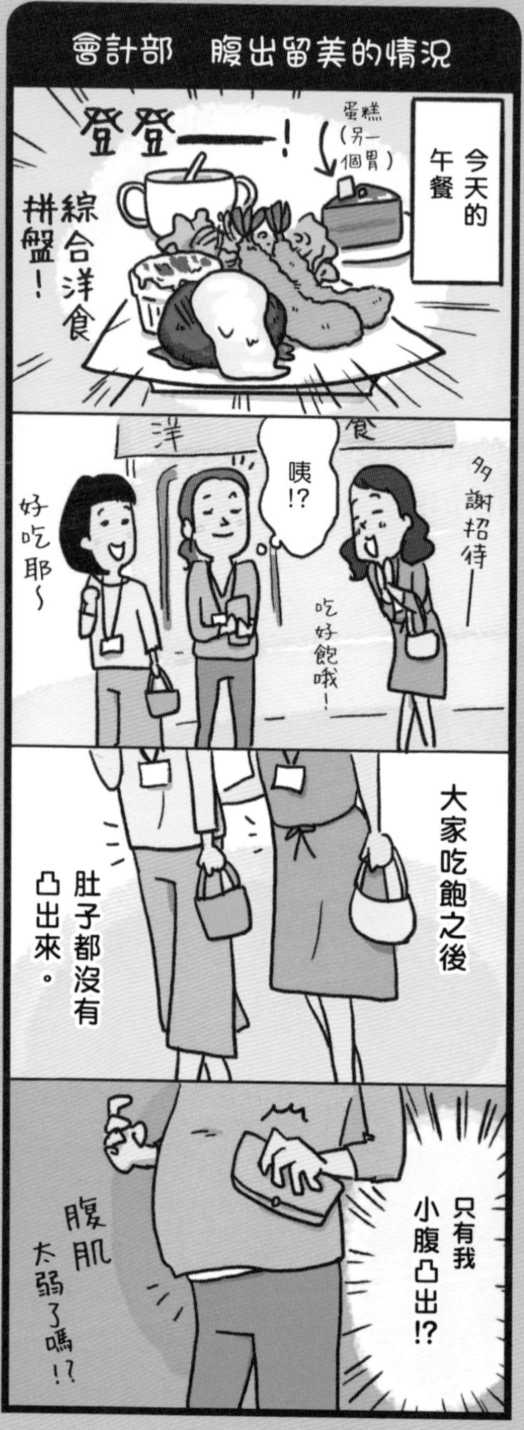
會計部　腹出留美的情況
登登——！
今天的午餐
蛋糕（另一個胃）
綜合洋食拼盤！
洋食
咦!?
多謝招待
吃好飽哦！
好吃耶～
大家吃飽之後
肚子都沒有凸出來。
只有我小腹凸出!?
腹肌太弱了嗎!?

小腹凸出

有效緊實腹部&提升代謝力！

椅子三角式

推薦給這樣的你

□ 褲頭很緊

□ 小腹是凸出來的

□ 怕冷而且容易水腫

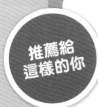

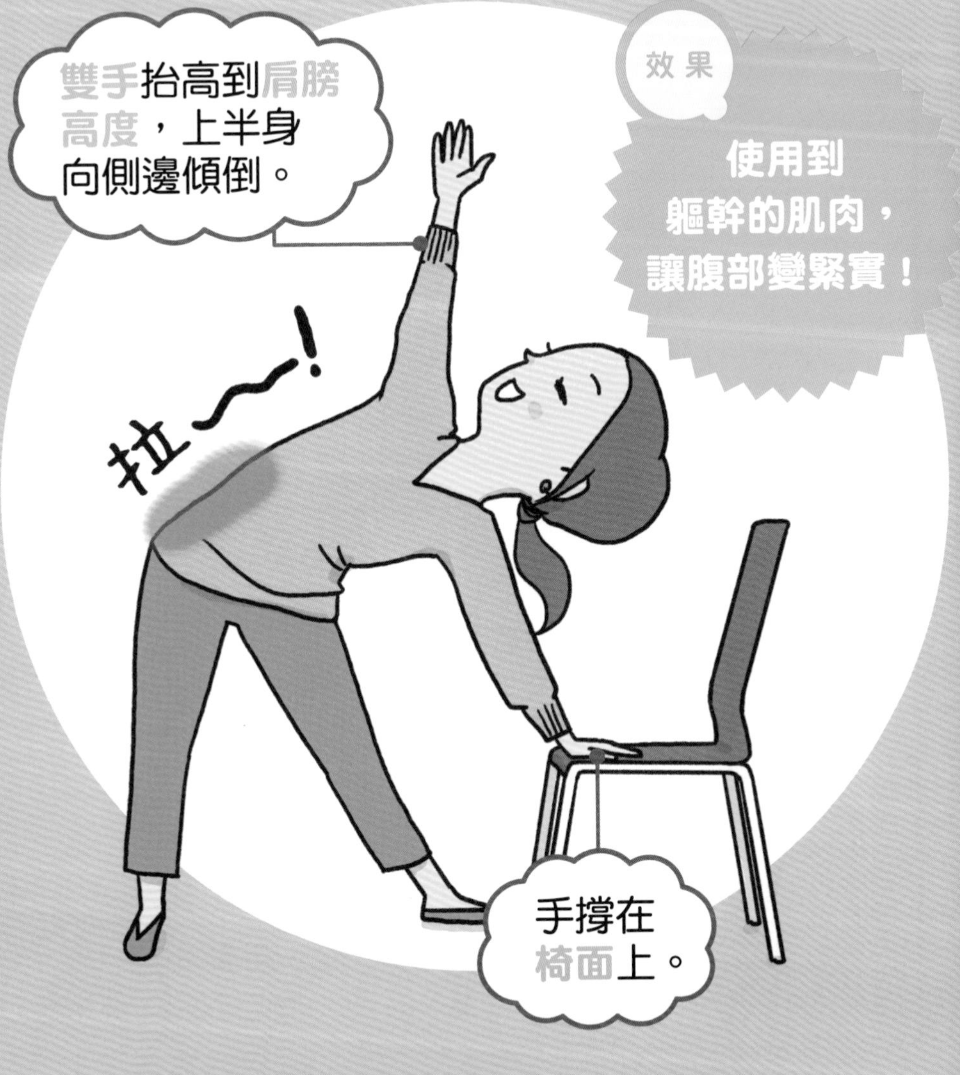

雙手抬高到肩膀高度，上半身向側邊傾倒。
效果
使用到軀幹的肌肉，讓腹部變緊實！
拉～～！
手撐在椅面上。

用椅子三角式解決小腹凸出的困擾！

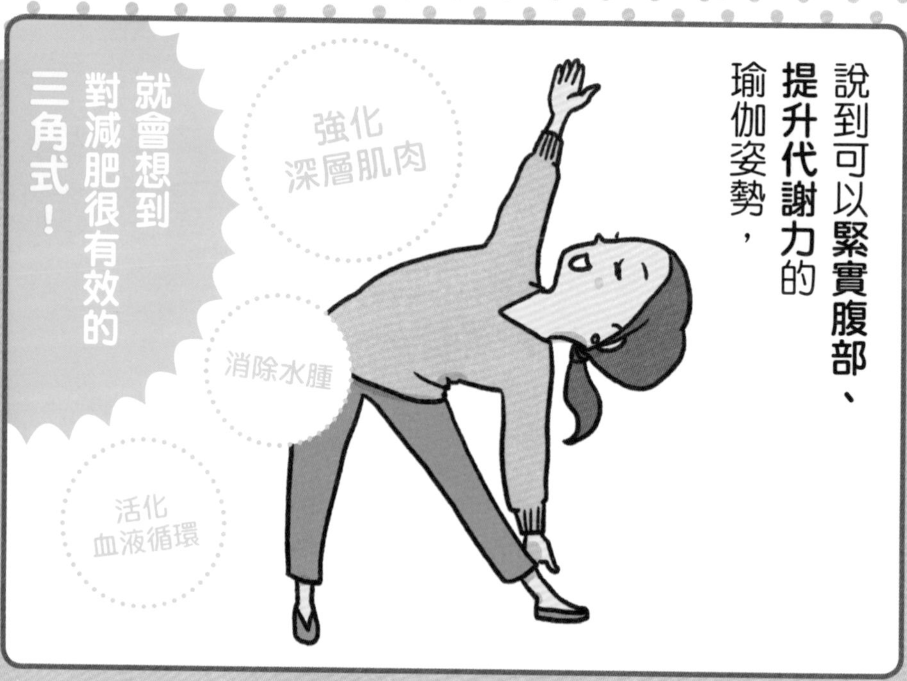
說到可以緊實腹部、提升代謝力的瑜伽姿勢，
就會想到對減肥很有效的三角式！
強化深層肌肉
消除水腫
活化血液循環

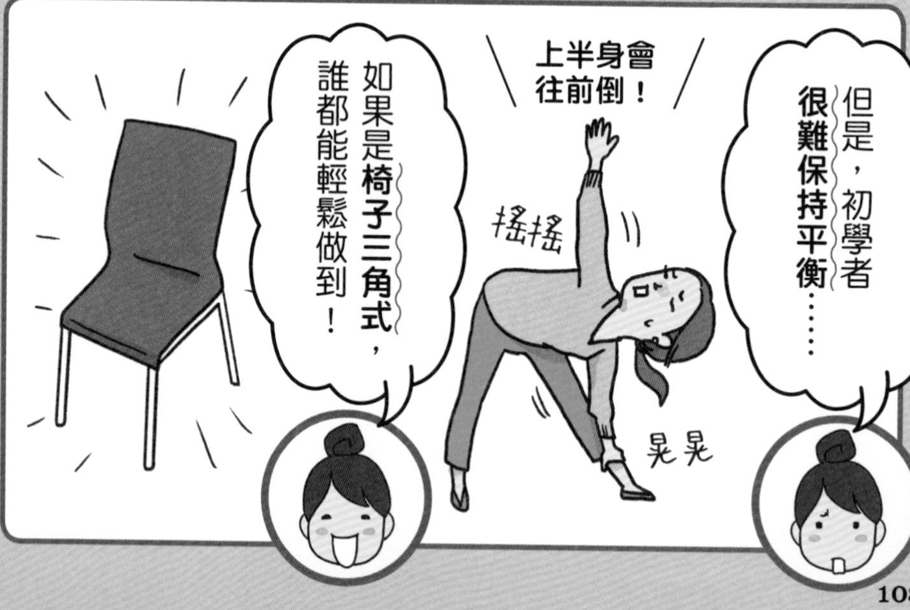
但是，初學者很難保持平衡……
上半身會往前倒！
搖搖
晃晃
如果是椅子三角式，誰都能輕鬆做到！

Let's start!

1

在椅子前站直。

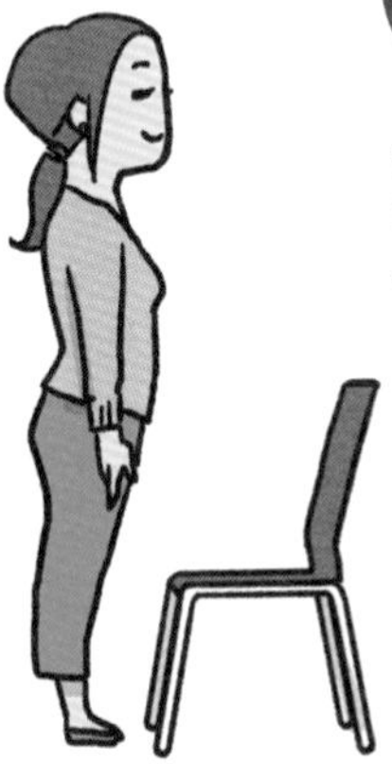

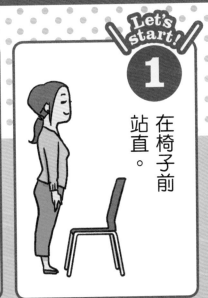

2

右腳往後退一大步，**將右腳尖往外轉90度**，再將上半身轉向這個方向。

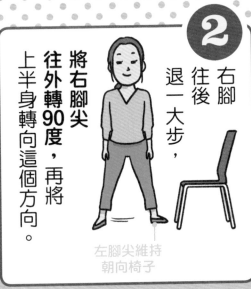

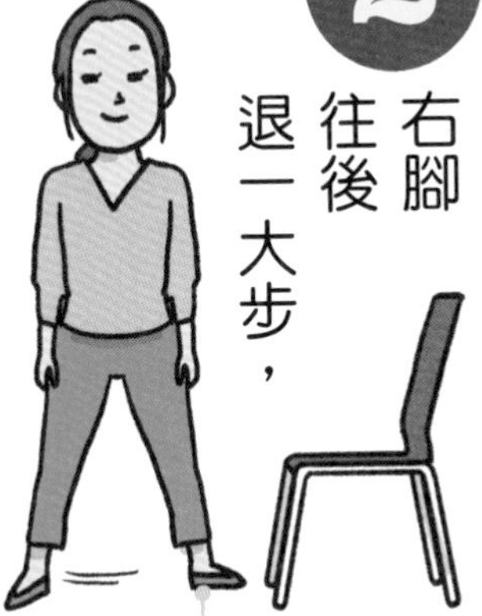
左腳尖維持
朝向椅子

3

雙手抬起至肩膀高度，往兩旁伸直。

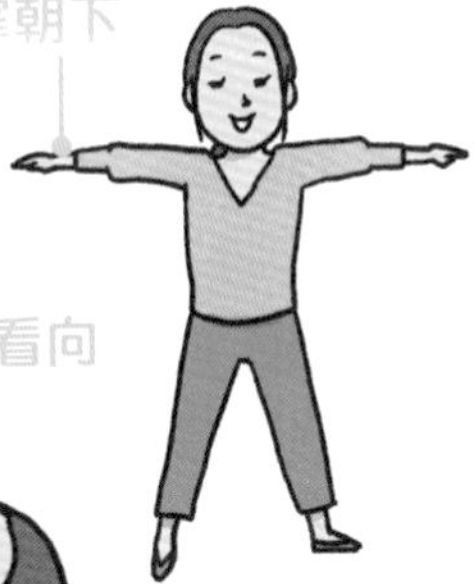
手掌朝下

上半身向側邊傾倒，手撐在椅面上。

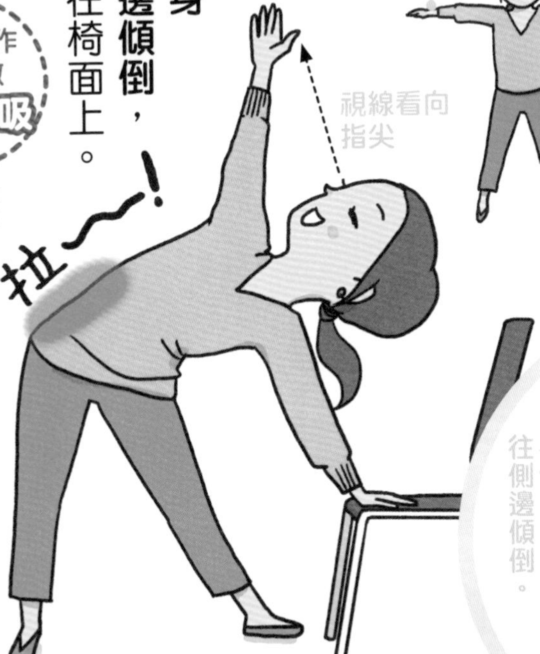
視線看向
指尖
拉～～！

維持動作慢慢做**3次呼吸**

另一邊也一樣

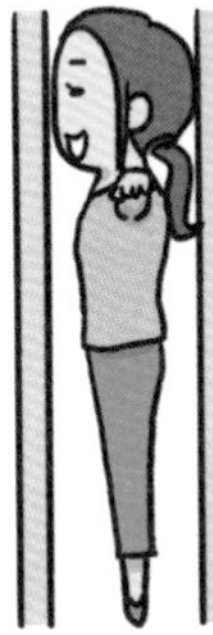

想像自己被夾在兩面牆壁中間，身體前後不動，往側邊傾倒。

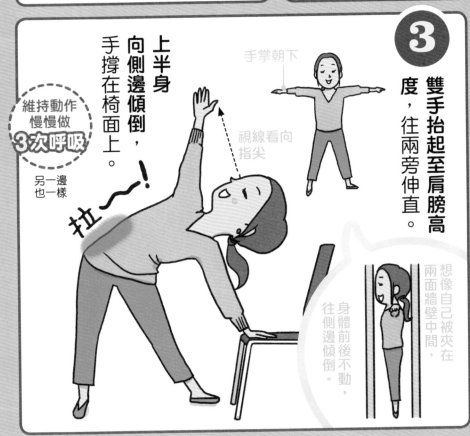

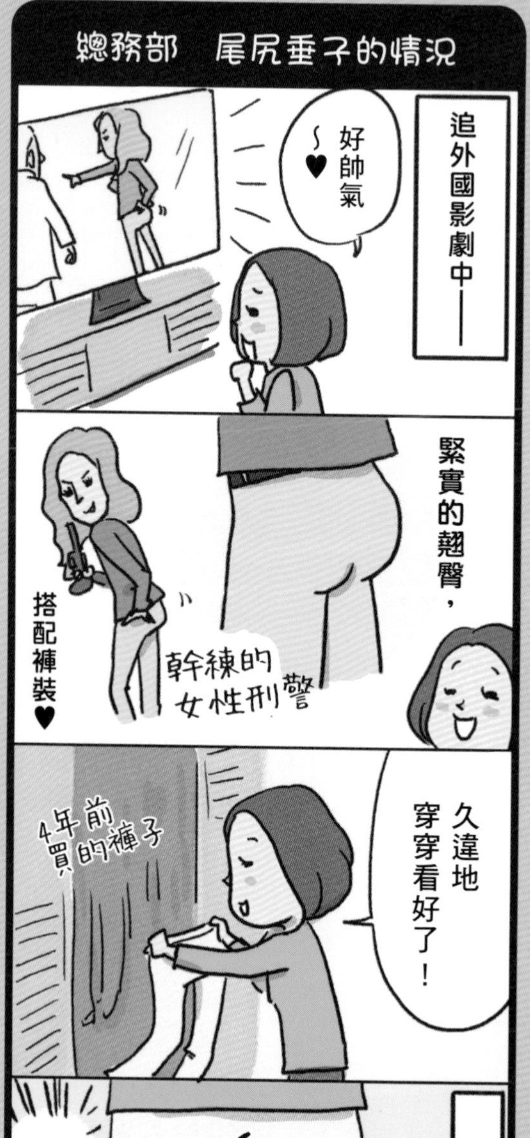
總務部　尾尻垂子的情況
追外國影劇中──
好帥氣～♥
緊實的翹臀，
搭配褲裝♥
幹練的女性刑警
久違地穿穿看好了！
4年前買的褲子
現實
下垂──
臀部下垂，完全沒有曲線!!

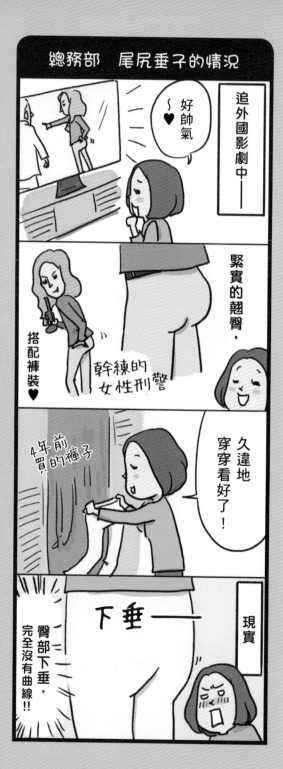

臀部下垂

用褲裝決勝負，打造曲線翹臀！

腿後踢的動作

推薦給
這樣的你

- □ 運動不足所以臀部下垂
- □ 大大的方形臀看起來像青椒
- □ 想讓自己的褲裝造型更好看

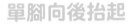

單腳向後抬起

①向正後方上下擺動
②向斜後方上下擺動
③向內、向外繞圈

效果

強化臀部整體的肌肉，拉高臀部曲線！

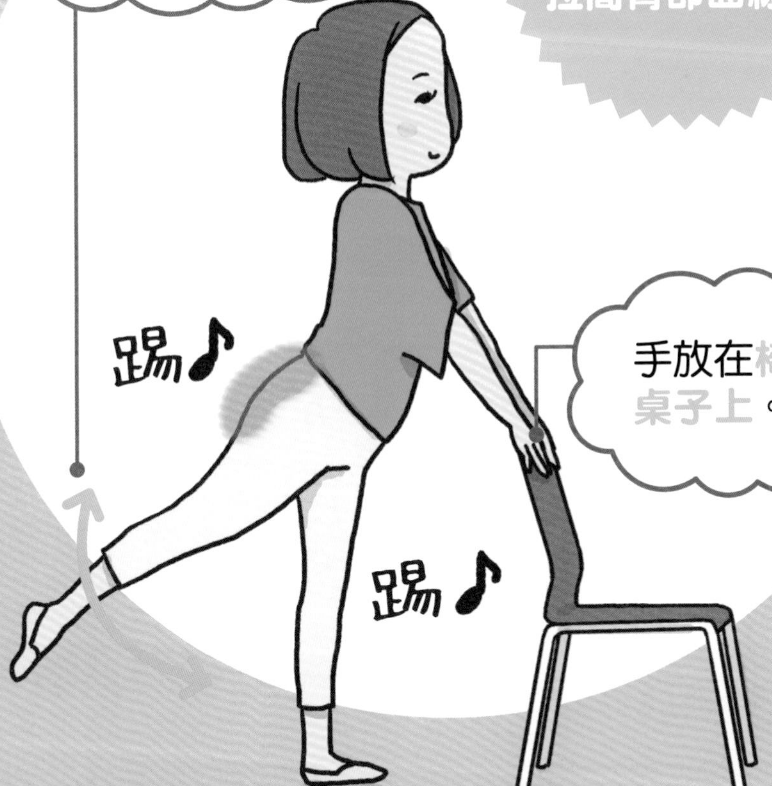

手放在椅背或桌子上。

動作講解

用腿後踢的動作練出圓形美臀！

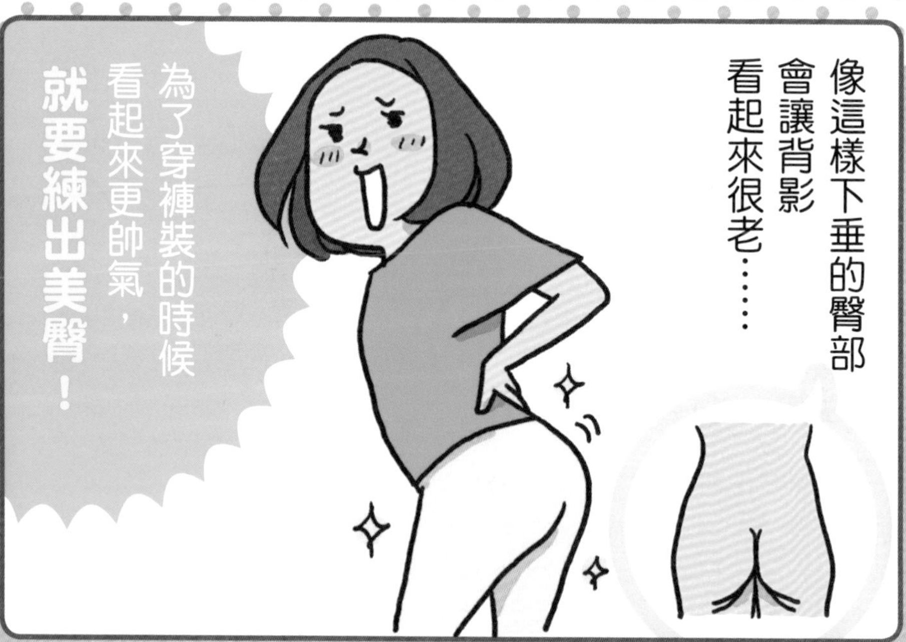
像這樣下垂的臀部
會讓背影
看起來很老……
為了穿褲裝的時候
看起來更帥氣，
就要練出美臀！

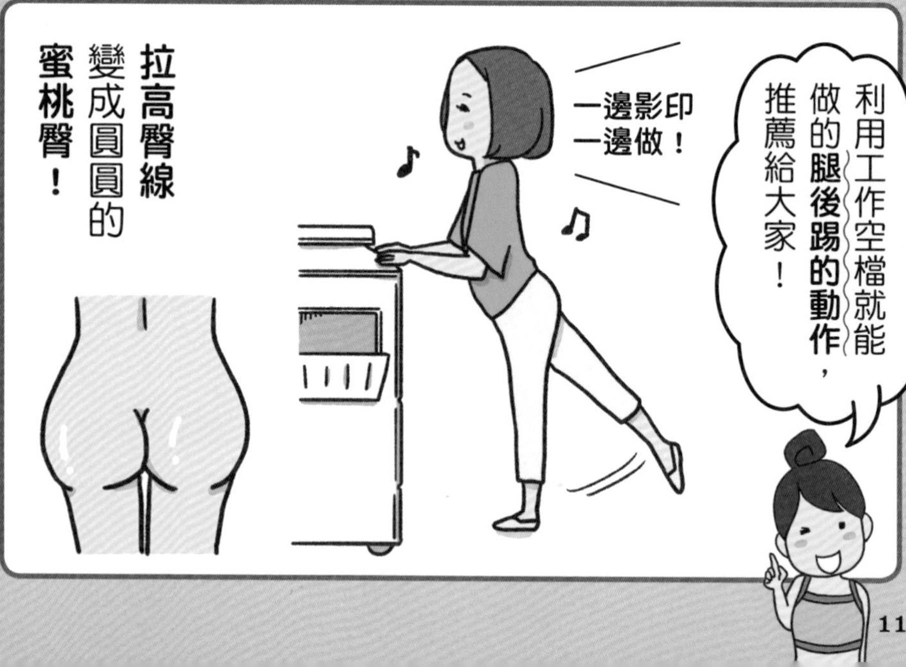
利用工作空檔就能
做的腿後踢的動作，
推薦給大家！
一邊影印
一邊做！
拉高臀線
變成圓圓的
蜜桃臀！

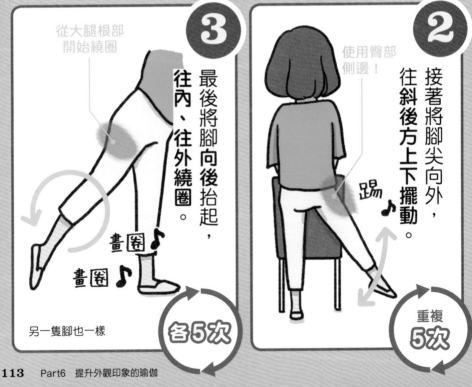

Let's start!

1 將手放在椅背或是桌子上，

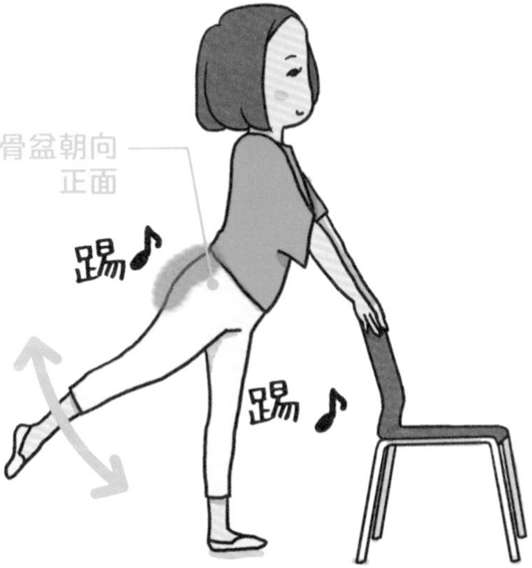
骨盆朝向正面
踢♪
踢♪

重複5次

要感覺臀部在用力！

單腳向**正後方**上抬**上下擺動**。

2 接著將腳尖向外，往**斜後方上下擺動**。

使用臀部側邊！
踢♪

重複5次

3 最後將腳**向後**抬起，**往內、往外繞圈**。

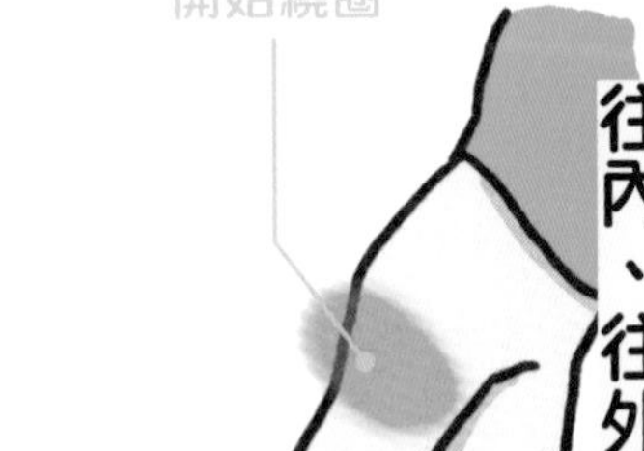
從大腿根部開始繞圈
畫圈♪
畫圈♪

另一隻腳也一樣

各5次

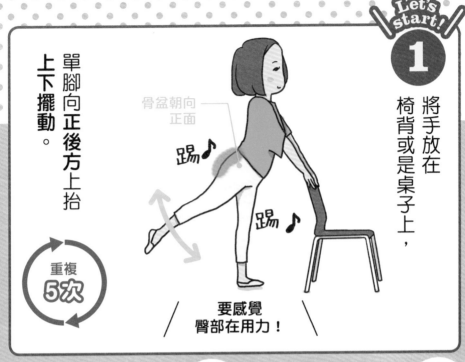

臉部水腫

張開腋下，消除臉部水腫！

牛面式

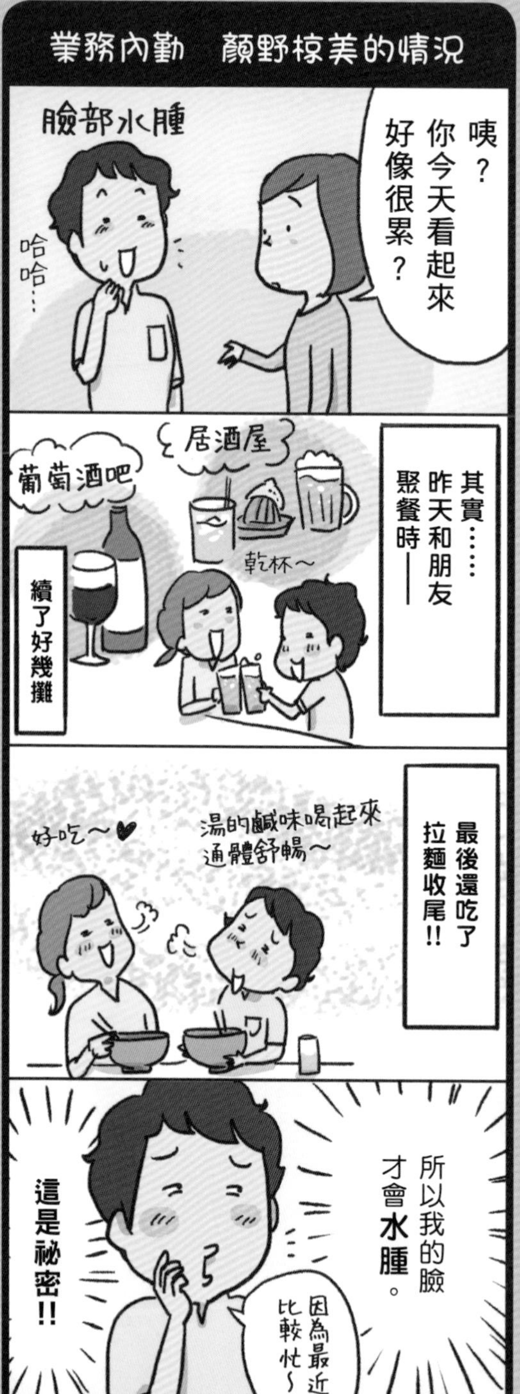

推薦給這樣的你

- ☐ 早上照鏡子覺得臉部浮腫的時候
- ☐ 傍晚臉部顏色暗沉的時候
- ☐ 駝背且肩膀僵硬

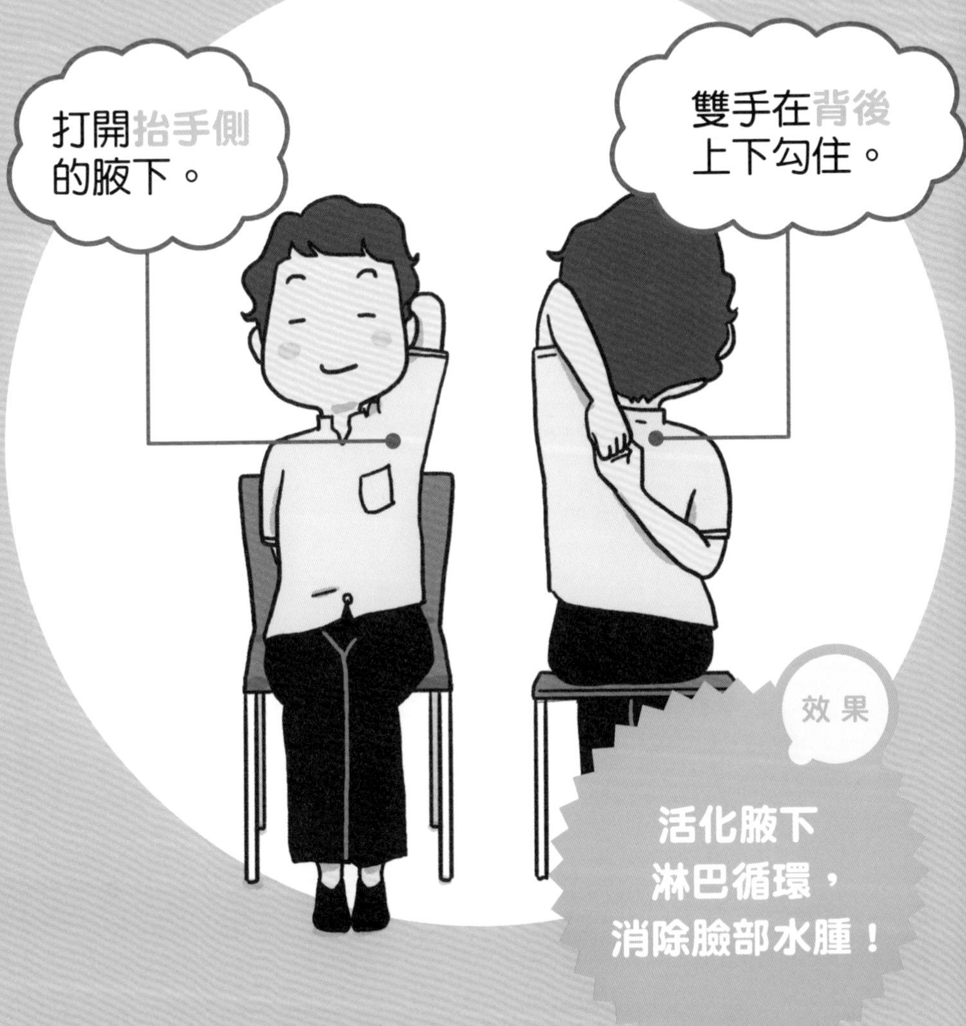
打開抬手側的腋下。
雙手在背後上下勾住。

效果

活化腋下淋巴循環，消除臉部水腫！

用牛面式消除臉部水腫

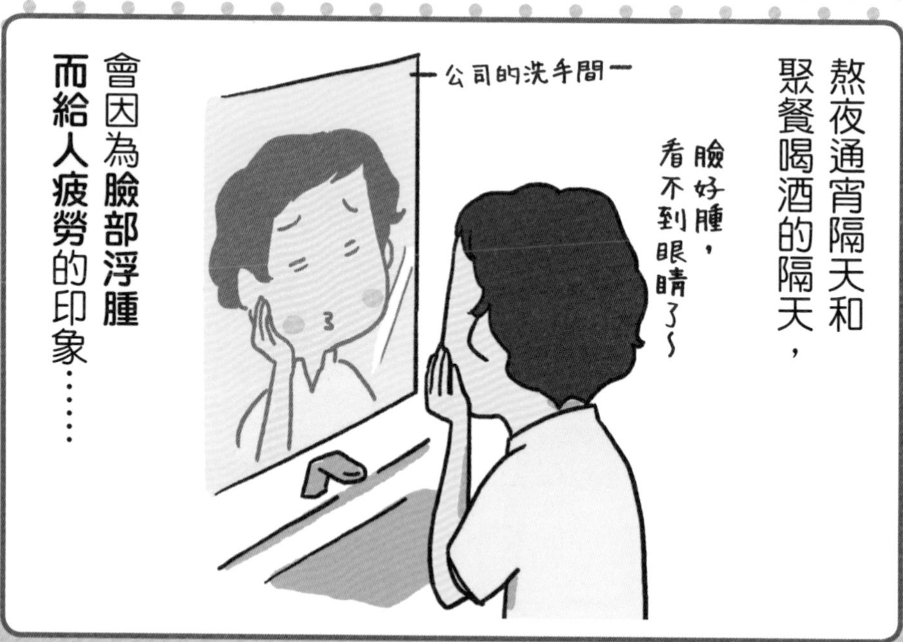
熬夜通宵隔天和聚餐喝酒的隔天，
臉好腫，看不到眼睛了～
公司的洗手間
會因為臉部浮腫而給人疲勞的印象……

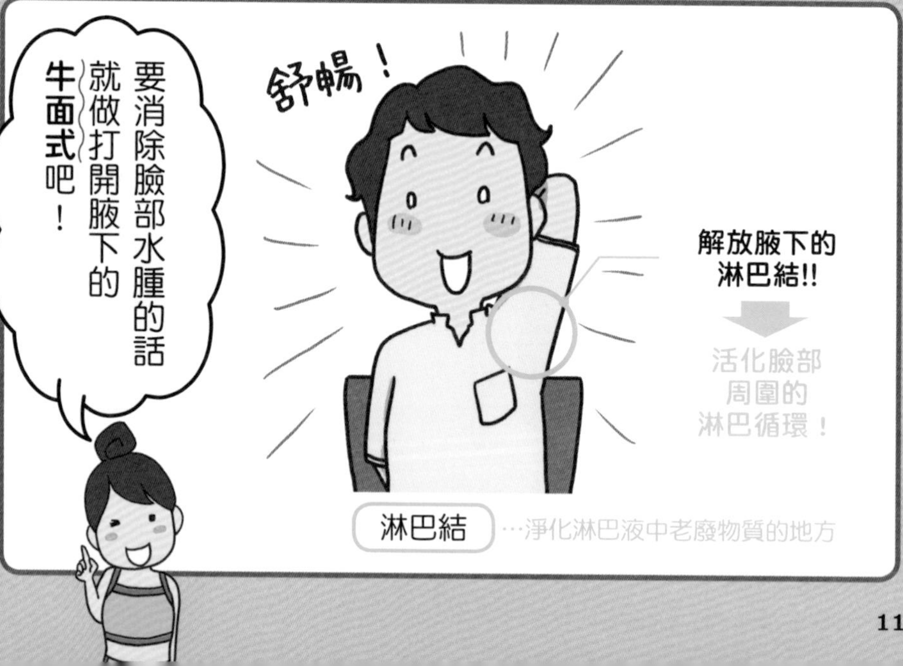
要消除臉部水腫的話就做打開腋下的牛面式吧！
舒暢！
解放腋下的淋巴結!!
活化臉部周圍的淋巴循環！
淋巴結…淨化淋巴液中老廢物質的地方

Let's start!

1

坐在椅子上（站著也可以），將左臂抬起，在臉部側邊往後**彎曲手肘**。

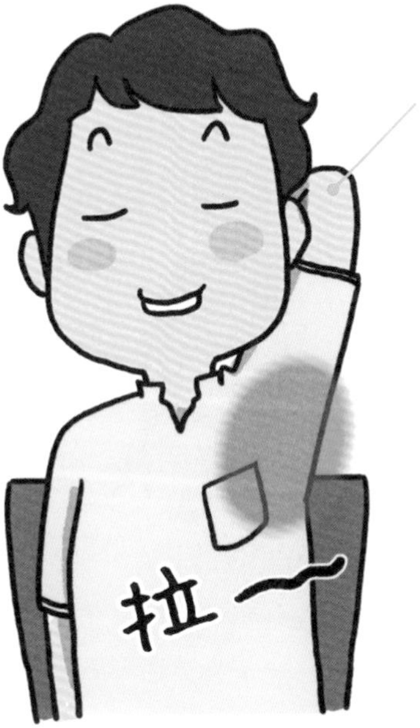

2

右手臂從下方**繞向背部**，**彎曲手肘**抓住左手。

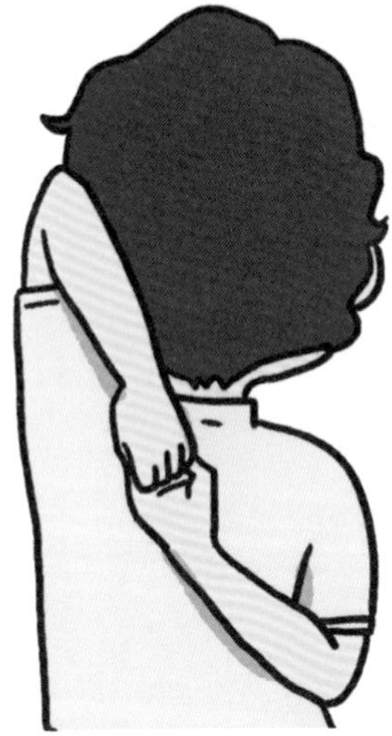

手搆不到的話……

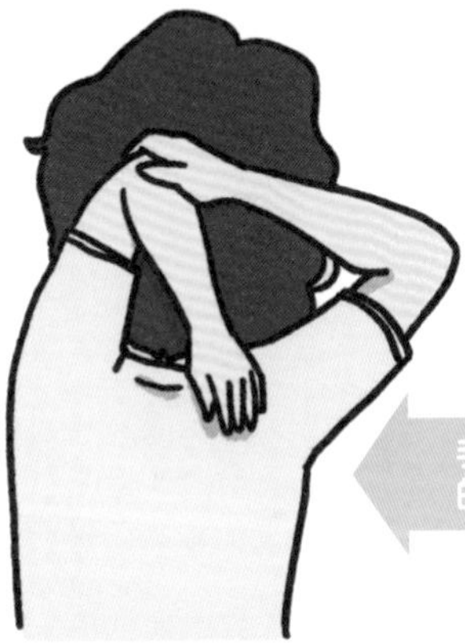

可以用右手抓住左手肘，維持動作。

另一邊也一樣

維持動作
慢慢做
3次呼吸

Momi's message

忙碌的商務人士才更應該要做瑜伽讓心靈平靜下來！

做瑜伽的時間就是愛護自己的時間！

當做瑜伽成為習慣後，不僅能解決身體不適的問題，還能讓「思考更有彈性」、「專注力提升」等，有許多有助於工作的效果！瑜伽能讓想法和生活方式變得更正面積極，希望本書能讓更多人認識瑜伽的魅力所在。

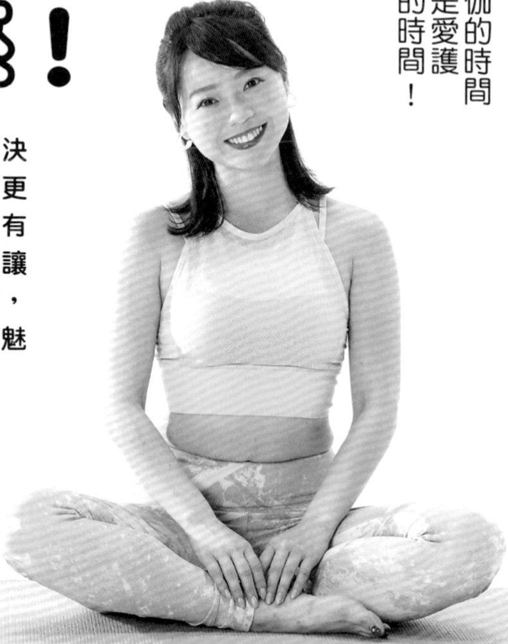

用瑜伽消除壓力，讓心靈更自由！

做瑜伽的時候不需要十分努力地追求做「正確的姿勢」，比起姿勢，我更希望大家能透過瑜伽學習「擺脫壓力的自由時間」。在忙碌的每一天中，各位的腦袋是不是處於不斷運轉的戰鬥模式呢？做瑜伽的這段時間就不需要戰鬥了，請好好地愛護自己的身體和心靈。根據古代經典《瑜伽經（Yoga sutra）》的記載，「瑜伽」指的是「抑制內心的活動」。讓腦袋放空，穩定情緒，把精神集中在呼吸及動作上，就能調整身體及心靈的狀態。

用客觀的角度看待事物

在瑜伽中有「自己的幸福在於內側（自己的內心）」這樣的哲學觀點。像我自己就是因為做瑜伽，而開始對當下的幸福感到滿足，不會再為過去的事而煩惱，也不會嫉妒別人。是瑜伽讓我的生活方式變得更加積極正向。而且，透過做瑜伽來審視自己，可以發現許多以前沒注意到的事，像是「不知不覺中呼吸變短促了呢」等等。這有助於培養從主觀轉變為客觀的思考方式，因此在工作上也能做出更冷靜的判斷。

試試看在一天中
不看手機5分鐘，
閉上眼睛。
有了安靜的時間，
內心就會安定下來。

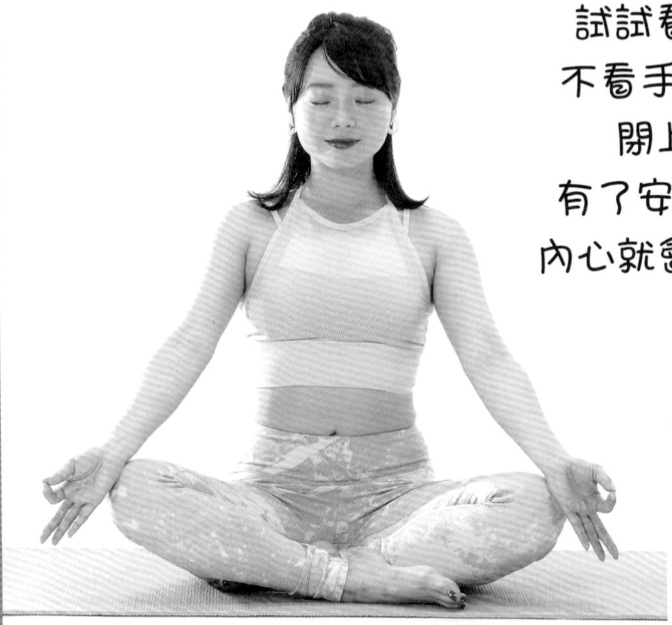

我每天早上做瑜伽的太陽禮拜時，會習慣在最後進行5分鐘的冥想。雖然時間很短，但是坐著閉上眼睛，度過一段寧靜的時間，思緒會變得更清晰，能快速確立工作的優先順序，進而提升效率。

對工作也有幫助哦！

用瑜伽培養5種能力

1 不受負面情緒影響的 心靈安定力

陷入煩躁、焦慮、不安……等等的負面情緒時，呼吸會變得短促，而且，很容易不小心就犯錯。這種時候，請試著利用工作空檔深呼吸。藉由吐氣放下負面情緒，再藉由吸氣吸收正向能量。還有，坐著的時候要讓臀部的坐骨貼著椅面，站著的時候去感受腳底貼著地面，想像自己正在從大地中吸收能量。這個感受大地的「Grounding（扎根）」動作對於安定心靈也十分有效。

2 不被主觀想法束縛的 客觀審視力

做瑜伽時可以暫時讓內心遠離慌忙的日常，審視自己的身體狀況，發現「因為煩躁所以肩膀一直在用力呢」等身體不適及改善點。這樣就能夠用客觀的視角看待自己的身體與心靈。接著，培養出客觀看待事物的能力，在工作上也會有更廣闊的視野。

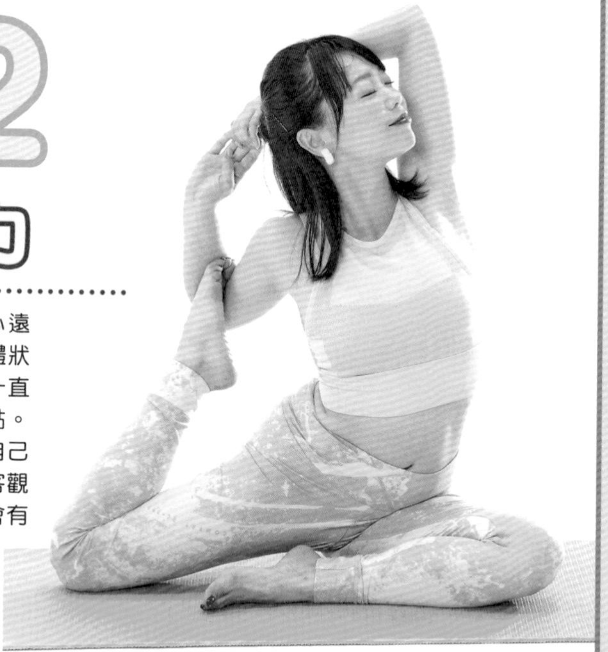

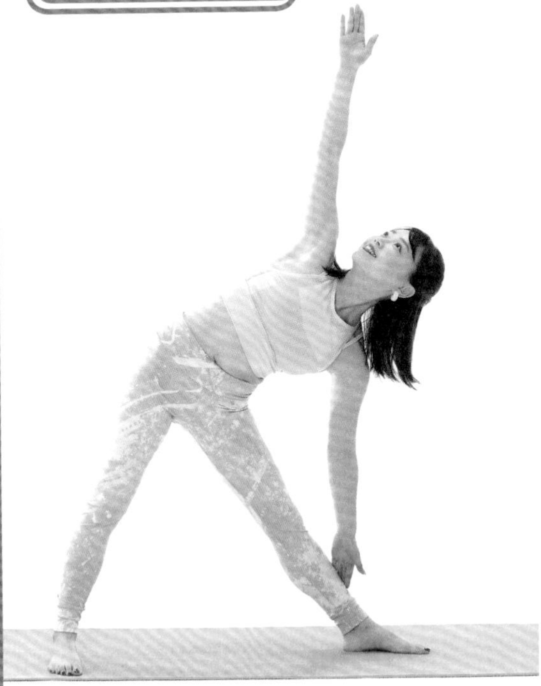

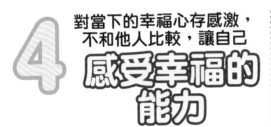

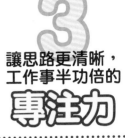

3 讓思路更清晰，工作事半功倍的 專注力

因為一堆待辦事項讓腦中一片混亂，容易使注意力渙散。即使只有一下子也好，利用瑜伽專注於「當下」，腦中自然就會開始整理訊息，思緒也會變得更加清晰。還有，加深變得短促的呼吸，注意身體的軸線，將視線集中在一點，就能提升專注力。如此一來就能順利地管理各個代辦事項了。

4 對當下的幸福心存感激，不和他人比較，讓自己 感受幸福的能力

做完瑜伽的動作之後，在最後請閉上眼睛調整呼吸，試著對自己身體和心靈上的努力表達感謝。接著，在內心想著「希望身邊的人們都能幸福又健康」。不和他人比較，就能對當下的幸福感到滿足。

5 能夠放寬心，變得更體貼的 溝通能力

在工作上遇到價值觀不合的人時，你是不是會覺得手足無措呢？在瑜伽的根本概念中，有著「互相尊重多樣性」的哲學觀點。透過做瑜伽，更加珍惜自己之後，心胸就會變得開闊，也就能以尊重的態度和不同價值觀的人進行對話了。表情變得柔和的話，自然也會給人好印象。

作者
京乃ともみ（Kyono Tomomi）
全美瑜伽聯盟（Yoga Alliance）RYT200瑜伽師資認證瑜伽講師，同時也是日本姿勢及步行方式協會認證的Walking Leader。以森大廈為首，在人壽保險、資訊科技、飲料製造商、建設公司等各式各樣企業的辦公室中推行「免更衣」行動瑜伽教室，在日本全國各地表現亮眼。無論男女都給予了「輕鬆又方便」的好評。

Hataraku Minna no 1pun Sugu raku Yoga

First published in Japan 2019 by Gakken Plus Co., Ltd., Tokyo
Traditional Chinese translation rights arranged with Gakken Plus Co., Ltd.

上班族1分鐘放鬆瑜伽

隨時舒緩身體不適，調整心理狀態！

2020年4月1日初版第一刷發行

作　　者　京乃ともみ
譯　　者　徐瑜芳
編　　輯　邱千容
美術編輯　竇元玉
發 行 人　南部裕
發 行 所　台灣東販股份有限公司
<地址>台北市南京東路4段130號2F-1
<電話>(02)2577-8878
<傳真>(02)2577-8896
<網址>http://www.tohan.com.tw
郵撥帳號　1405049-4
法律顧問　蕭雄淋律師
總 經 銷　聯合發行股份有限公司
<電話>(02)2917-8022

國家圖書館出版品預行編目資料

上班族1分鐘放鬆瑜伽：隨時舒緩身體不適，調整心理狀態！/京乃ともみ著; 徐瑜芳譯. -- 初版. -- 臺北市：臺灣東販, 2020.04
128面；14.8×21公分
ISBN 978-986-511-309-4(平裝)

1.瑜伽

411.15　　109002464